IMUNIDADE E VIDA

Dra. Ana Clélia Mattos
Autora do livro *Guia Prático de Medicina Chinesa*

IMUNIDADE E VIDA

Medicina integrativa como aliada na prevenção e tratamento do câncer

Labrador

Coordenação editorial Pamela J. Oliveira
Assistência editorial Leticia Oliveira, Vanessa Nagayoshi
Projeto gráfico e diagramação Vinicius Torquato, Amanda Chagas
Capa Rubens Lima
Preparação de texto Cris Negrão
Revisão Iracy Borges

Dados Internacionais de Catalogação na Publicação (CIP)
Jéssica de Oliveira Molinari – CRB-8/9852

Mattos, Ana Clélia
Imunidade e vida : medicina integrativa como aliada na prevenção e tratamento do câncer / Ana Clélia Mattos.
São Paulo : Labrador, 2025.
192 p.

ISBN 978-65-5625-956-7

1. Câncer – Tratamento 2. Medicina alternativa I. Título

25-3618 CDD 616.99

Índice para catálogo sistemático:
1. Câncer - Tratamento

Labrador
Diretor-geral Daniel Pinsky
Rua Dr. José Elias, 520, sala 1
Alto da Lapa | 05083-030 | São Paulo | SP
contato@editoralabrador.com.br | (11) 3641-7446
editoralabrador.com.br

Dedico este livro aos meus grandes amores: meus filhos Giovanna e André, vocês são minha motivação, espíritos que Deus me deu o privilégio de conceber.
Meu amor por vocês é infinito, durará pela eternidade.

AGRADECIMENTOS

Gratidão é uma palavra infinita, que preenche todo o "espaço-tempo", pela eternidade. Fatos acontecem, que nos levam ao caminho da nossa missão. Tenho a honra de agradecer a pessoas fundamentais na minha trajetória com pacientes graves nas medicinas homeopática e chinesa.

Em primeiro lugar, a meu grande mestre Dr. Saulo José Guedes, que me apresentou os caminhos da homeopatia, me ensinou o desenvolvimento máximo da intuição, da mediunidade e do amor.

Em segundo lugar, com todo meu respeito e carinho, à Profa. Dra. Dorly de Freitas Buchi, bióloga corajosa e desafiadora, que tomou a iniciativa de testar os imunomoduladores homeopáticos nos laboratórios de pesquisa de biologia na Universidade Federal do Paraná (UFPR). Foi devido ao seu empreendedorismo e coragem que levei à frente, desde 1998, o uso da homeopatia imunomoduladora nos pacientes com câncer.

Gratidão aos biólogos da equipe da UFPR e aos farmacêuticos dedicados e incansáveis Narciso e Eneida Dallozzo, que até hoje, pacientemente, produzem os medicamentos com técnica impecável. Sem vocês não seria possível a prescrição.

Gratidão ao meu mestre Jesus, dono da minha fé e missão.

SUMÁRIO

PREFÁCIO — 11

APRESENTAÇÃO — 13

INTRODUÇÃO
Como tudo começou — 17

CAPÍTULO 1
História do câncer — 29

CAPÍTULO 2
Genética do câncer — 35

CAPÍTULO 3
Homeopatia — 45

CAPÍTULO 4
Sistema imunológico — 55

CAPÍTULO 5
Imunoterapia do câncer — 63

CAPÍTULO 6
Imunomoduladores homeopáticos na prática clínica — 79

CAPÍTULO 7
Componentes dos imunomoduladores homeopáticos M8 e M1 — 83

CAPÍTULO 8
Minha experiência clínica com os Imunomoduladores Homeopáticos — 87

CAPÍTULO 9
Dieta auxiliar no tratamento e prevenção do câncer — 107

CAPÍTULO 10
Nova medicina germânica — 131

CAPÍTULO 11
Relação de traumas ou conflitos emocionais com a ocorrência de câncer, segundo a Medicina Germânica — 149

CAPÍTULO 12
Tratamento de Câncer na Medicina Chinesa — 171

CAPÍTULO 13
Homeopatia e Espiritualidade no Câncer — 177

REFERÊNCIAS — 185

BIBLIOGRAFIA — 188

PREFÁCIO

Fazer o prefácio do livro da Dra. Ana Clélia Mattos é um desafio, pois ela é uma profissional sempre em busca de novos conhecimentos. Sua inconformidade com os paradigmas e limitações da medicina tradicional levou-a a buscar o melhor para seus pacientes, sempre tentando diminuir o sofrimento de que é testemunha, diariamente, em seu consultório. Uma profissional que transcende protocolos, críticas dos que tentaram enquadrá-la em molduras rígidas, comuns em nosso tempo. E, nessa busca pelo conhecimento, descobriu a homeopatia, a medicina chinesa, a espiritualidade e abriu sua mente com coragem para o desconhecido.

O conhecimento constante é uma jornada sem fim, que nos leva a explorar os mistérios do universo e de nós mesmos. E, nesse encontro consigo mesma e com o profundo amor pelos pacientes, surgiu a sabedoria de perceber e ouvir a necessidade de cada indivíduo. O conhecimento aqui demonstrado tornou sua visão dos doentes e das doenças muito mais ampla; foi capaz de transformar vidas, contribuir para um mundo melhor.

Sabedoria requer conhecimento, coerência, ética, sensatez, empatia, coragem, compreensão. Antes de tratar o paciente, é preciso ouvir com o coração, com humildade, com respeito, refletir. É ter generosidade, é querer bem. Agora, ela compartilha conosco essa experiência, adquirida ao longo de uma vida muito rica, através deste livro sobre um tema tão importante: *Imunidade e vida*. E só podemos agradecer, pois, com este gesto de humildade, Dra. Ana Clélia permite que leigos e profissionais da saúde conheçam parte dos desafios encontrados ao longo de sua trajetória.

Dorly de Freitas Buchi

Bióloga

Profa. Dra. da Universidade Federal do Paraná

APRESENTAÇÃO

Tenho pensado, nesta introdução, o que de fato vocês vão ler neste livro. Convido o leitor a ligar as antenas da curiosidade e a ter paciência com as minhas opiniões pessoais, que podem ser discordantes das suas, mas, de fato, acho que são as diferenças que nos engrandecem, nos tornam mais fortes, mais sábios. Terminei este livro em 2025 e, sinceramente, achei que após dois anos ainda não conseguiria finalizá-lo, tamanha é a complexidade do tema "câncer e homeopatia". Mas precisei dar um ponto-final, do contrário, nunca terminaria.

Este livro pode ser interessante para qualquer pessoa curiosa, leiga em medicina ou não. Minha intenção foi escrever sobre o tratamento do câncer sob vários pontos de vista, de uma forma que qualquer pessoa entenda. Quis atingir o público de um modo geral, mas, se você for médico, dentista, psicólogo, fisioterapeuta, fonoaudiólogo, ou de qualquer outra especialidade na área de saúde, isso também pode te interessar muito.

Abordo aqui fatores genéticos, imunológicos, emocionais e espirituais sobre o câncer, mas, principalmente, o tratamento com medicinas naturais, como a homeopatia e a medicina chinesa, que provaram ser muito, muito indispensáveis no seguimento do tratamento oncológico. Tudo acontece paralelamente aos tratamentos oncológicos atuais. O paciente não precisa abandonar o sistema alopático, que tem como base combater os sintomas das doenças e reduzir os tumores já instalados, mas pode acrescentar, em paralelo, a medicina natural, que vai auxiliar na contenção das recidivas, das metástases e das intoxicações medicamentosas provocadas durante o tratamento oncológico.

Se você se interessa por este assunto, saiba que este livro é para você; se você é curioso, entusiasta ou questionador, é alguém que não conhece muito sobre o tema, este espaço também é para você; se é, entretanto, um médico ou profissional da saúde que quer entender melhor como pode ajudar seus pacientes, me acompanhe nas ideias propostas e escolha sua conduta unindo nossas experiências em prol do paciente.

Digo que este é o livro da minha longa vida como médica: são 41 anos de formada, completados em dezembro de 2024. Sempre fui curiosa e gostei de desafios, portanto, o câncer, as doenças autoimunes e as doenças virais crônicas sempre foram estimulantes para o meu desempenho profissional, dentro das medicinas naturais, da cura pela energia vital. Sendo assim, venham ter uma experiência diferente de tudo que vocês escutaram sobre câncer. Estou aprendendo todos os dias, sempre aberta a novos conhecimentos, afinal, "sei que nada sei", sou apenas um ser em desenvolvimento, tendo a ousadia de compartilhar experiências vividas com pessoas, "humanos em aprendizado através da doença", meus pacientes queridos.

No que vai dar tudo isso, não sei te dizer, mas talvez daqui a cinquenta ou cem anos, alguém leia este livro "antigo" e diga:

"lá no século XXI, tinha uma médica homeopata, lá no Brasil, que já tratava câncer através do equilíbrio da energia".

Sem mais, querido leitor. Leia, avalie, elogie ou critique, é seu direito.

Ana Clélia Mattos

AVISO IMPORTANTE:

As informações deste livro não substituem o acompanhamento médico profissional. Sempre consulte seu médico antes de tomar qualquer decisão relacionada ao seu tratamento. A autora e a editora não se responsabilizam pelo uso inadequado das informações aqui contidas.

INTRODUÇÃO

COMO TUDO COMEÇOU

Neste livro, relato uma experiência que vem, desde 1998, estudando e prescrevendo medicamentos homeopáticos, chamados imunomoduladores, para o tratamento do câncer e de doenças virais crônicas produtoras de imunodeficiência, como HIV, hepatites B e C e algumas doenças autoimunes.

Em 2003, associei os fitoterápicos chineses ao tratamento homeopático para câncer. Todos os pacientes atendidos fazem tratamentos convencionais concomitantes, como quimioterapia, radioterapia, cirurgia e imunoterapia.

Acredito, caro leitor, ser possível e eficiente desenvolver uma imunidade alta e eficaz com medicamentos homeopáticos, sem nenhum efeito colateral. Com este livro, tenho apenas a intenção de contar uma experiência de 27 anos estudando, prescrevendo, errando e acertando; não tenho nenhuma pretensão de imputar verdades nem de obrigá-lo a crer que esta é a cura de muitas doenças tão debilitantes e graves. Esta é apenas a minha história.

Para isso, não posso deixar de relatar acontecimentos da minha vida para que vocês entendam melhor minha motivação de querer, gostar e me dedicar por tanto tempo a esse projeto.

Minha primeira especialização foi pediatria. Trabalhei cinco anos como pediatra alopata e, insatisfeita com o retorno das crianças com os mesmos sintomas, várias vezes ao ano, procurei algo diferente e, em 1988, fui — por sugestão de um amigo pediatra — a uma pós-graduação em homeopatia. Confesso que fui desacreditada, desanimada e com pensamento em desistir da medicina, apesar de ter sonhado desde a infância em ser médica. Lá escutei as palavras mágicas "energia vital", que imediatamente aguçaram a minha curiosidade. Afinal, o que é energia vital? Quem imaginou esse termo? Como é e como funciona? Eram questões que me levaram a estudar, pesquisar, entender e, posteriormente, manejar e usar como possibilidade de tratamento.

O fato é que me apaixonei pela homeopatia e logo comecei a experimentar os medicamentos como forma de conhecê-los, de sentir seu efeito. Na época, minha filha Giovanna era pequena, apenas 3 anos, e adoecia com frequência de amigdalites. Iniciei com ela essa experiência de doses mínimas e dinamizadas (homeopáticas). De que forma poderia evitar o uso contínuo de antibióticos que curavam os sintomas, mas não sua causa? Foi incrível quando conheci meu mestre homeopata Dr. Saulo José Guedes (foi o homeopata do Chico Xavier). Em 1989, quando já estava no segundo ano da pós-graduação em homeopatia, ocorreu uma tremenda coincidência: procurava ajuda para minha filha e uma pessoa indicou o nome do Dr. Saulo para levá-la. Já haviam indicado seu nome anteriormente e eu não captei a sugestão.

Posso dizer a vocês que foi uma experiência marcante, que homeopata diferente! A partir daquela consulta, ela estava curada em três dias, só com homeopatia, de mais uma de suas repetidas amigdalites. Naquele primeiro dia, ele já me fez o convite para estar ao seu lado como aluna prática. Passei cinco meses negando o convite, mas enfim me venceu e fiquei ao seu lado por dois anos e meio (me arrependo de não ter ido antes). Estive anotando, observando, vendo seu raciocínio e como dirigia o interrogatório com os pacientes. Ele não só me ensinou homeopatia unicista, pluralista e complexista (vou explicar adiante esses conceitos), como também sugeriu maneiras novas de prescrição homeopática, que de fato não coincidiam com as aulas do curso de homeopatia tradicional; e, principalmente, treinou o desenvolvimento da minha mente intuitiva. Ensinou a tocar o pulso dos pacientes e sentir o corpo emocional e mental deles (anos depois fui aprender a técnica de leitura de pulso da medicina chinesa). Recomendava a leitura de dois livros semanais, sempre nas áreas de psicologia espiritualista, Freud, Jung, Reich, teosofia, com ensinamentos de Helena Blavatsky e muitos outros. Impossível acompanhar aquela mente: tinha urgência, eram muitas cobranças, e eu não entendia por quê.

Um dia, após cerca de um ano e meio, Dr. Saulo — na época com 38 anos (eu com 32) — comunicou-me que ia morrer, que seu desencarne seria em breve e que eu tinha que aprender com urgência tudo. Simplesmente não acreditei, não tinha como acreditar, afinal, era jovem e saudável. Nessa época, eu estava grávida do meu segundo filho, vida muito corrida, plantões, ambulatório etc. Assim, continuamos, e eu ia semanalmente ao seu consultório assistir às suas consultas.

Foram muitas experiências incríveis e espirituais ao seu lado, como atender, na zona leste de São Paulo, todas as quartas-feiras, oitenta pessoas só no período da manhã. Era um atendimento simples, humilde e amoroso, apenas com o nome da pessoa e o toque no pulso. Ele psicografava receitas e mais receitas e curava com homeopatia muitas pessoas. Nunca vi nada igual, milagres aconteciam semanalmente naquele pequeno e simples barracão de madeira. Quantas lembranças!!!

Neste momento paro para dar uma ideia da face do Dr. Saulo, era muito, muito parecido com John Lennon, mesmos óculos redondinhos pequenos, cabelo liso repartido ao meio, magrinho e de estatura média, por volta de 1,75 metro. Alegre, espirituoso, olhar profundo, sereno, penetrante. Fazia palestras em centros espíritas kardecistas, sua voz se elevava e olhava muitas vezes para o céu, em profunda devoção e amor. Pessoas se aglomeravam até por fora das janelas. Silêncio absoluto, permanecia no auditório uma aura de emoção e profunda paz. Todos saíam leves. Filas de pessoas para abraçá-lo e pedir ajuda. No consultório, chegava às sete horas diariamente, já começava a atender a fila que havia se formado desde as seis horas da manhã. Com senha em mãos, os pacientes se sentavam, choravam, falavam e rapidamente ele os acolhia, conversava e medicava, só com homeopatia e com o toque no pulso os acalmava. Milagres aconteciam diariamente. Ele não almoçava, não comia o dia todo, e todos nós nos preocupávamos com isso. Era uma entrega constante. Saía por volta das 21 horas, diariamente.

Até que um dia chegou a notícia, na manhã de 01/02/1992, Dr. Saulo teve infarto fulminante, aos 39 anos, em casa, num sábado de manhã, tomando banho. Meu Deus!!! Como assim? Como pode morrer e deixar quatro filhos, que já eram órfãos de mãe? Como pode morrer e nem acabar de me ensinar aquela homeopatia que tanto curava as pessoas? Como eu vou fazer agora sem meu amigo e mestre? Foi chocante. Eu havia acabado de dar à luz o meu segundo filho, agora com dois meses. Passei aquele ano tentando me localizar e entender como deveria prosseguir, e resolvi entrar em outros cursos de homeopatia para tentar dar continuidade a todo aquele ensinamento que se resumia no meu caderninho azul de A a Z, com diversas prescrições e dicas anotadas. Em 2025 completamos 33 anos sem o Dr. Saulo, e entendo que está tudo certo e que Deus tem o controle e planejamento de tudo em detalhes.

Passei a ter sonhos repetitivos com o Dr. Saulo, que se iniciaram após dezoito meses do seu falecimento. Sempre sonhava que estava trabalhando ao seu lado e escrevendo em papéis amarelos. Acordava e não lembrava das prescrições, porém, no dia a dia, quando encontrava dificuldade com os pacientes, vinham na memória os papéis amarelos. E assim os anos foram passando, de 1994 até 1998. Exatamente em maio de 1998, ele surge em sonho e com muita calma. Sentados no meio do nada, sem paisagem alguma, ele comunicou que eu iria trabalhar com pacientes graves de câncer, aids, doenças autoimunes e virais crônicas, que receberia notícias de longe, de um medicamento homeopático para tratar essas doenças. Eu deveria acreditar e me dedicar, pois teria muito trabalho, viriam problemas e alegrias, mas que eu confiasse, pois algo maior estava sendo feito e que, apesar das descrenças, iria ter proteção e não deveria desistir.

Passaram-se cinco meses e, em outubro de 1998, recebi um telefonema de uma amiga médica homeopata, que havia lido, em uma revista semanal, uma reportagem sobre um medicamento homeopático para tratamento do câncer, vindo da Argentina para Curitiba, e que estava sendo testado no laboratório de biologia da UFPR, em ratos com câncer. Esse projeto era liderado pela Prof. Dra. Dorly de Freitas Buchi, que na ocasião estava orientando uma tese de mestrado de um aluno da pós-graduação de biologia.[1] O resultado mostrou a ativação de células do sistema imunológico dos animais da pesquisa. Simplesmente incrível. Fiquei apaixonada pela notícia e logo tive a oportunidade de visitar os laboratórios da UFPR e estive pessoalmente com a Dra. Dorly. Fiquei impressionada também com relato de alguns médicos argentinos num simpósio sobre o imunomodulador homeopático em Curitiba. Só me restava voltar a São Paulo e convidar meus quatro pacientes com câncer — na época não tinha quase nenhum recurso homeopático para tratá-los — e convidá-los a experimentar o medicamento.

Qual não foi minha surpresa quando observei um evidente aumento de uma das células pertencentes aos glóbulos brancos no hemograma, mesmo em pacientes fazendo quimioterapia e radioterapia para diferentes tipos de tumores. É impressionante a dedicação da Prof. Dra. Dorly Buchi e de seus alunos nessa pesquisa por vinte anos. Foram criados mais dois tipos de imunomoduladores homeopáticos, que nos ajudam a tratar cânceres metastáticos, doenças virais graves e algumas doenças autoimunes. Melhores explicações sobre os trabalhos da Dra. Dorly serão colocadas em um capítulo mais à frente.

Da minha parte, nunca parei de prescrevê-los, foram árduos anos de experimentações, idas e vindas. Nunca desisti, nunca neguei atendimento aos pacientes e sempre que podia os divulgava no meu programa de rádio semanal.

Agora, em 2025, já acumulei uma experiência de 27 anos em diversos tipos de cânceres e outras doenças, porém ainda temos que pesquisar e publicar mais estudos em humanos. Como verba pública tem sido difícil, ainda mais com a pandemia do coronavírus nos últimos anos, resolvi contar em detalhes essa experiência para que fossem publicados, com o máximo de detalhes possível, exemplos de pacientes tratados.

Nos próximos capítulos, tentarei, resumidamente, dar uma ideia a você sobre noções da história do câncer, genética tumoral, sistema imunológico, homeopatia, medicina chinesa, dieta antitumoral, imunomoduladores homeopáticos, causas emocionais e espiritualidade no tratamento e prevenção do câncer e de doenças crônicas.

Importante aqui ressaltar a relevância da união de todas as alternativas de tratamento para o câncer. Nossos pacientes se mantêm nos tratamentos tradicionais e acrescentam homeopatia, dietas e fitoterapia, ajudando-os a diminuir o tumor e a promover a desintoxicação dos órgãos, como fígado, rins e baço, durante todo o tratamento químico, radiológico e cirúrgico. Os pacientes se curam mais rápido e saem com mínimas ou nenhuma sequela. Devemos defender a medicina integrativa, que une métodos naturais de cura de diversas doenças considerando o paciente como um ser total, com suas crenças, sentimentos, hábitos, pensamentos e estilo de vida.

Espero que este conhecimento inédito sobre homeopatia e câncer seja útil e que fique registrado, para que futuras gerações possam dar continuidade à pesquisa de homeopatia, fitoterapia chinesa e câncer. Porém, para compreendermos tudo isso, nada melhor que o tempo.

DEPOIMENTOS DE PACIENTES

Quero iniciar com algumas histórias para mostrar a vocês o que tenho vivido no consultório nos últimos 27 anos. Selecionei agora, no início, casos de câncer, hepatite C e um relato de doença autoimune para dar um apanhado geral do alcance dos imunomoduladores homeopáticos. Mais à frente no livro, distribuí outros depoimentos.

Desde já quero agradecer a generosidade desses queridos pacientes, amigos, que a meu pedido se disponibilizaram em prestar seu depoimento. Todos aceitaram de imediato e, com sinceridade e amor, estão contribuindo com sua experiência pessoal, dolorosa, porém vitoriosa, para auxiliar outros pacientes a terem esperança, fé e uma visão diferente do que é o câncer, uma doença autoimune ou viral crônica. Acreditam na solidariedade, na empatia, na coesão social, na união de pessoas em prol da construção da melhor experiência de vida.

Os depoimentos serão colocados ao longo do livro, para que vocês possam absorver as experiências de forma gradual.

DEPOIMENTO LÚCIO

No segundo semestre de 2007, realizei um check-up na cidade onde moro, e os exames de função hepática vieram muito alterados; tive que repetir o exame. Foi confirmada a cirrose hepática crônica, provocada pela hepatite C. Em uma semana, iniciei o tratamento pelo governo, pois tratava-se de medicação de alto custo. Ao término da primeira fase do tratamento, vi com tristeza que não surtiu efeito e a contagem do vírus da hepatite C ainda era alta no sangue. Fizemos a segunda fase, ainda assim sem efeito na contagem viral. Na terceira fase da medicação, houve redução da carga viral; já estávamos em 2008, quando recebi alta. Fui orientado a fazer controle semestral, pois poderia haver recidiva. Esses tratamentos alteraram muito meu emocional e à noite não dormia direito.

Foi quando, ouvindo a Rádio Vibe Mundial na madrugada, ouvi a Dra. Ana Clélia Mattos. Foi incrível, o tema era o fígado, e tudo o que ela falava era o que estava acontecendo comigo. No mesmo dia, agendei a minha primeira consulta para novembro de 2008.

Segui as suas instruções rigorosamente e comecei a tomar o imunomodulador homeopático. Após cinco meses, novo exame específico do fígado, e o resultado? Só alegria. As contagens zeraram. Continuei usando o imunomodulador e fazendo exames a cada seis meses: tudo em ordem. Contagem zerada. Usei o imunomodulador por muitos anos, e os exames passaram a ser anuais e com resultados negativos, sem vírus. Após dez anos, aproximadamente, procurei o doutor hepatologista, relatei a ele o tratamento e ele disse que, na sua opinião, poderia considerar-me curado.

Só tenho muita e muita GRATIDÃO por ter encontrado esse medicamento imunomodulador homeopático, que salvou a minha vida. Durante meu tratamento convencional, vi três pessoas que vieram a óbito. MUITO OBRIGADO.

DEPOIMENTO ROSA

Em junho de 2022, fui ao oftalmologista para ver o olho direito que estava muito vermelho. O médico verificou que era alergia devido aos cílios que estavam nascendo para dentro do olho. Passados alguns dias, a alergia continuava, olho ainda mais vermelho.

Minha filha pediu que eu consultasse outro médico para verificar o problema.

Assim, marquei uma consulta com a minha homeopata Dra. Ana Clélia Mattos, em 23 de janeiro de 2023; ela me encaminhou para um oftalmologista de sua confiança.

O novo médico solicitou novos exames de laboratório e encaminhou para outro oftalmologista especialista em tumor nos olhos e em ciência visual. Constatou-se neoplasia de célula conjuntiva, câncer na superfície ocular do olho direito.

Estive com a Dra. Ana Clélia Mattos, que prescreveu os imunomoduladores 1 e 8, explicou que iam ajudar no tratamento que iria ser iniciado com quimioterapia com colírios antitumorais.

No dia 27 de março de 2023, iniciei o tratamento com o colírio durante sete dias, uma gota de seis em seis horas. Pausa de catorze dias, retornando ao mesmo procedimento por mais sete dias.

Após trinta dias, voltei a fazer novo exame, concluindo negativo.

Em 6 de fevereiro de 2024, voltei ao médico, que pediu tomografia e cintilografia e constatou que o olho estava curado.

Não tenho mais olho vermelho. Não parei de tomar os imunomoduladores homeopáticos, pois, segundo o médico, minha cura foi muito rápida e se mantém constante.

DEPOIMENTO RENATO

Meu nome é Renato, tenho 64 anos, sou engenheiro civil, casado, pai de dois filhos com idades de 34 e 24 anos. Há onze anos, atravessei uma crise intensa nos negócios e meu sistema imunológico despencou. Contraí uma gripe forte que não melhorava. Depois de um mês, aproximadamente, resolvi consultar o pronto-socorro do Hospital Oswaldo Cruz. Após a realização de uma bateria de exames, fui diagnosticado com pneumonia e, para minha surpresa, estava com uma patologia grave: mieloma múltiplo (tumor de medula óssea). Naquele dia, nem voltei mais para casa e fiquei internado. Foi o início do tratamento que faço até hoje.

A casa caiu! Quando temos um diagnóstico desse não é nada fácil. Parece que a vida acabou, ficamos sem chão! Como podia, logo eu, que sempre tive preocupação com a saúde, não cometia exageros, não bebia nem fumava, estar com um diagnóstico assim?! Mas, enfim, era a realidade dos fatos, e eu precisava vencer mais este desafio.

Eu já utilizava a homeopatia habitualmente. A primeira ideia que surgiu foi ouvir um parecer da Dra. Ana Clélia Mattos, médica especialista em homeopatia, que me tranquilizou e me apresentou o tratamento com os imunomoduladores para o fortalecimento do sistema imunológico que ela estava desenvolvendo, com muito sucesso, em vários pacientes com câncer, como eu.

Iniciei o tratamento em paralelo com as drogas alopáticas oncológicas, utilizando os imunomoduladores. Durante todo o tratamento, eu sempre estive muito bem, com grande disposição e energia, e se não fossem os resultados dos exames, nem acreditaria que estava doente. Além dos imunomoduladores, eu também utilizo medicamentos da fitoterapia chinesa, que fortalecem os principais órgãos, como o fígado, os rins, o sistema imunológico, entre outros. Eu continuo na luta contra essa doença, na esperança da descoberta de uma cura definitiva. Mas tenho já uma longa sobrevida.

Sou eternamente grato a Deus e à Dra. Ana Clélia, que sempre me acolheu, me assistiu e me deu forças para continuar lutando! GRATIDÃO!

DEPOIMENTO NAIR

Meu nome é Nair e sou paciente da Dra. Ana Clélia desde 2016. No final de dezembro de 2019, surgiram em meus braços manchas avermelhadas, como uma alergia. As manchas foram escurecendo rapidamente e aparecendo feridas. Como estávamos no período de festas de final de ano e férias, decidi ir ao pronto atendimento. O médico não soube diagnosticar a "alergia" e receitou corticoide por sete dias. Não melhorou nada, aliás os sintomas só aumentavam. Retornei ao pronto atendimento após alguns dias e fui diagnosticada com líquen plano, doença autoimune, e o tratamento novamente com corticoide em doses maiores. O tempo passava e a doença avançava com coceiras, feridas que se estendiam pelo corpo inteiro; estava vivendo em um cenário de horror.

Então, decidi marcar consulta com a Dra. Ana Clélia Mattos, que de imediato suspendeu o corticoide, prescreveu medicamentos homeopáticos, dentre eles os imunomoduladores 8 e 2. Em pouco tempo, os sintomas foram diminuindo, já não vivia mais o estresse e o desespero da doença, o líquen plano foi desativando. A melhora na pele era visível, bem como meu humor. Minha imunidade melhorou muito, tanto que passei pelo período da pandemia sem pegar covid. Continuo até o presente momento tomando os imunomoduladores; e as manchas na minha pele, devidas ao líquen plano, clareiam a cada dia. Sou muito grata à Dra. Ana Clélia Mattos, pela atenção, carinho e competência.

Grata!

CAPÍTULO 1

HISTÓRIA DO CÂNCER

O câncer é adversário antigo e persistente. Os tumores existem há milênios, constituindo uma doença misteriosa que atravessou impérios, religiões e eras científicas, carregando consigo medo, estigma e fascínio. A doença sobreviveu através das eras, com explicações que variaram de humores (fluídos corporais tóxicos), desequilíbrios físicos e miasmas (doenças crônicas transmitidas pelos antepassados).

A história do câncer é, ao mesmo tempo, a história da luta da humanidade pela vida. Uma batalha que começou com fogo e rezas, passou pela lâmina das primeiras cirurgias e pela microscopia, avançou pela genética e hoje se expande no campo da imunoterapia. Quando buscamos na história menções ao câncer, encontramos muitas referências longínquas. É uma doença que foi outrora clandestina, sobre a qual se falava em sussurros e que era obviamente pouco diagnosticada, afinal não havia as tecnologias agora existentes.

Segundo Siddhartha Mukhherjee, autor do livro *O imperador de todos os males: uma biografia do câncer*, a jornada histórica do câncer pode ser dividida em períodos distintos:

- **Antiguidade — o inimigo sem nome:** "um dos primeiros registros de câncer existente é um papiro egípcio de 2600 a.C. O documento, traduzido em 1930, contém os ensinamentos do grande médico Imhotep (2686 a.C. - 2613 a.C.). Lá estava o relato de 48 doenças; a de número 45 era uma enfermidade que assolava a população, como `massas salientes no peito, que se espalharam pelo peito, frias, duras, densas como uma fruta'. Ainda no mesmo livro, Siddhartha relata que ficamos sem notícias da doença por dois mil anos, só aparecendo novo relato com Heródoto, em 440 a.C. Nos textos, estava a história de Atossa, rainha da Pérsia, que no meio de seu reinado descobriu um caroço que sangrava em seu peito, provavelmente um câncer de mama em processo inflamatório. Envergonhada, ela preferiu se esconder enrolada em lençóis a procurar a ajuda dos melhores médicos. Um escravo grego chamado Democedes convenceu Atossa a extrair o tumor. Logo depois da operação, a rainha não é mais citada nos textos. Não se sabe se ela voltou a ter tumores ou como e quando morreu, mas o procedimento parece ter funcionado: como Democedes salvou sua vida, a rainha persa, cheia de gratidão, convenceu seu marido Dario a não invadir a Cítia, mas que virasse a campanha em direção à Grécia. Outro relato é do ano 990 a.C., e o local, um cemitério de mil anos, em uma planície da ponta meridional do Peru, no deserto de Atacama. Um lugar que não sabe o que é chuva desde que passou a ser registrado historicamente, e é o túmulo de múmias da tribo de Chiribaya. Na região, o clima é perfeito para o fenômeno de mumificação. Naquele ano, Arthur Aufderheide, especialista em paleopatologia — que realizava necrópsia em restos mumificados —, encontrou 140 múmias. Entre elas estava a `massa bulbosa' de mil anos de idade, preservada há milhares de anos no antebraço esquerdo de uma mulher mumificada. `Era um tumor ósseo maligno, conhecido pelos médicos como osteossarcoma'."[2]

- **Idade Média — o castigo dos Deuses:** na penumbra medieval, o câncer deixou de ser apenas uma doença e passou a ser considerado maldição. O corpo era visto como templo sagrado, e abrir tumores era encarado com desconfiança. Muitos acreditavam que era um castigo divino, uma prova espiritual. Sem anestesia nem higiene, as cirurgias rudimentares eram mais dolorosas que a própria doença. O câncer se tornou símbolo de silêncio, medo e exclusão.
- **Renascimento e Iluminismo — o corpo revelado:** com o renascimento das artes e da ciência, o corpo voltou a ser estudado com liberdade. Vesalius (1514-1564), médico anatomista considerado pai da anatomia moderna, abriu cadáveres e desenhou cada detalhe da anatomia. No século XVIII, Morgagni (1682-1771), anatomista e médico italiano, considerado pai da patologia moderna, ligou doenças a órgãos específicos, rompendo o véu do mistério. O microscópio revelou que tumores eram feitos de células deformadas, não de humores invisíveis. O câncer deixou de ser maldição e começou a ser visto como fenômeno biológico.
- **Século XIX — a ciência empunha suas armas:** Virchow (1821-1902), pai da patologia celular moderna, declarou que "todas as doenças começam nas células". O câncer, então, ganhou identidade científica. Cirurgiões ousaram cortar o mal pela raiz, agora com anestesia e antissépti-

cos. Pela primeira vez na história, havia chance de cura. A humanidade começava a enfrentar o caranguejo com bisturi e coragem, transformando a medicina em campo de batalha.

- **Século XX — a guerra declarada:** com a descoberta dos raios X, a radioterapia se tornou arma luminosa contra o tumor. Nos anos 1940, a guerra trouxe outro segredo: o gás mostarda, criado para matar, abriu caminho para os primeiros quimioterápicos. Nas décadas seguintes, o câncer deixou de ser sentença absoluta e passou a ser alvo de combate organizado. Em 1971, os Estados Unidos declararam a "War on Cancer" (Guerra contra o Câncer). O inimigo agora tinha nome, rosto e campo de guerra: o laboratório.
- **Século XXI — a era da precisão:** a ciência mergulhou no código da vida. Descobrimos que o câncer não é uma doença única, mas múltiplas patologias, cada uma com mutações e trajetórias próprias. Surgiram as terapias-alvo, a imunoterapia e a medicina personalizada. Hoje, médicos podem treinar o próprio sistema imunológico para reconhecer e destruir o inimigo. A esperança deixou de ser utopia para se tornar tecnologia. A medicina complementar, incluindo abordagens integrativas, atua como aliada na batalha contra o câncer, trabalhando em conjunto com o sistema imunológico natural do paciente.

O câncer atravessou civilizações como um espelho cruel, refletindo nossos medos, nossas crenças e nossos avanços. Do fogo às rezas, do bisturi ao gene editado, cada era revelou mais sobre nós mesmos do que sobre a doença. E, como na jornada do herói, ainda caminhamos: não derrotamos o caranguejo por completo, mas aprendemos a conviver, a resistir e a transformá-lo em parte da nossa história de sobrevivência.

Atualmente, os avanços científicos e tecnológicos imprimiram uma nova perspectiva no combate ao câncer: identificação precoce de tumores, novos medicamentos, imunoterapia, marcadores moleculares e a cirurgia minimamente invasiva fortaleceram de forma expressiva o arsenal terapêutico contra a doença. O avanço também acontece nas pesquisas das causas emocionais do câncer, dos erros alimentares, da qualidade de vida, que contribuem com a ocorrência da elevada estatística dos casos de câncer no mundo.

A homeopatia vem participando do tratamento do câncer desde 1997 no Brasil através de pesquisas na Universidade do Paraná, com biólogos que estudaram o efeito dos medicamentos imunomoduladores homeopáticos no sistema imunológico de camundongos. Foram publicadas catorze teses de mestrado e doutorado, demonstrando o mecanismo de ação através da estimulação de macrófagos, diminuição de fatores inflamatórios, que proporcionam metástase, e ação sobre a inibição da angiogênese do tumor (formação de vasos ao redor do tumor para alimentá-lo). Sem dúvida um trabalho pioneiro e revolucionário na luta contra os tumores.

Desde 1998, trabalho prescrevendo os imunomoduladores homeopáticos, tema central deste livro. O futuro e as demais provas científicas virão com novas pesquisas que me sucederão daqui a uns anos. Abordarei, em detalhes, os imunomoduladores homeopáticos e seu mecanismo de ação.

Tem sido uma experiência enriquecedora, por todos esses anos, acompanhar tantos pacientes com câncer, doenças autoimunes e virais crônicas. Percebo estabilidade na saúde, qualidade de vida evidente, estímulo, uma esperança de vida concreta e longevidade. A partir do momento que o resultado é sentido no seu corpo e na alta energia vital, no bom apetite, no raciocínio claro, no bom estado geral, a confiança neste método de tratamento homeopático aumenta, e os pacientes não o abandonam, ao contrário, aderem cada vez mais a ele. Muitos de vocês, neste momento, podem se perguntar: mas nunca devemos parar o imunomodulador? A resposta é: não podemos parar o estímulo à imunidade natural. Dessa forma não adoecemos, nos mantemos ativos e com qualidade de vida. Alguns pacientes, que por diversos motivos pararam de tomar os imunomoduladores, passado algum tempo — um ano ou mais — recidivaram os sintomas. Por isso, me acompanhem mais à frente e verão o mecanismo de ação dos imunomoduladores homeopáticos. O imunomodulador 8, especificamente, pode ser usado como preventivo de doenças virais, autoimunes e cancerígenas, por tempo indeterminado sem efeito colateral nenhum. É o que tenho observado em mim mesma já há 26 anos.

CAPÍTULO 2

GENÉTICA DO CÂNCER

O site das Nações Unidas no Brasil, segundo os dados da Organização Mundial da Saúde (OMS) divulgados, indica que a cada ano 8,8 milhões de pessoas morrem de câncer,[4] a maioria em países de baixa e média rendas. É um aumento frente à média anual registrada em 2012, quando houve 8,2 milhões de mortes.

Segundo a Agência Internacional para Pesquisa sobre Câncer, um braço da OMS, um a cada cinco homens e uma a cada seis mulheres em todo o mundo desenvolvem câncer; e um a cada oito homens e uma a cada onze mulheres morrem dessa doença, que se tornou uma crescente ameaça à saúde humana.[4]

O câncer é uma das principais causas de morte nas Américas. Em 2022, segundo a Organização Panamericana de Saúde — OPAS (órgão da OMS), houve mais de 4,2 milhões de novos casos de câncer nas Américas e a projeção é que esse número aumente em 60% até 2045: serão 6,7 milhões de casos. Nesse mesmo ano, o câncer foi responsável por 1,4 milhão de mortes, 45% das quais ocorreram entre pessoas com 69 anos ou menos.[5]

Mas por que tanto câncer? Todo câncer é hereditário? Resposta é: não, nem todo câncer é hereditário. Neste capítulo vou tentar explicar a composição do nosso DNA, os genes para o câncer — os chamados oncogenes — e os genes que são supressores dos oncogenes.

Todos nós temos oncogenes no nosso DNA, mas isso não quer dizer necessariamente que teremos câncer. Então quais fatores fariam com que o oncogene entrasse em ação e começasse a dividir, de forma estranha, as células sadias, por que nascem clones de células anômalas? Porque o gene supressor falha no seu trabalho de conter a ativação do oncogene. Aqui vamos discutir também a epigenética, que são os fatores ambientais que interferem na nossa qualidade de vida e que podem ser o start, o começo da mudança genética.

A espécie humana possui 23 pares de genes; desse total, apenas dois são denominados "sexuais", representados pelas letras X e Y. São responsáveis pelo nosso sexo e pela transmissão dos caracteres genéticos dos nossos antepassados para nós e para os nossos futuros descendentes. Os outros 22 pares de cromossomos, designados somáticos, comandam toda a formação e função dos nossos tecidos e órgãos.

O câncer é a doença genética mais comum, sendo causada pelo acúmulo progressivo de mutações (mudanças) nos genes situados nos cromossomos sexuais ou somáticos (células de todo o corpo).

Esses cromossomos são formados por DNA e proteínas associadas, um complexo chamado cromatina. As proteínas associadas ajudam a enrolar a molécula de DNA, reduzindo seu comprimento.

O DNA é uma grande molécula constituída por quatro pequenas moléculas denominadas adenina, timina, citosina e guanina, que se interconjugam em uma extensa tira dupla localizada nos cromossomos do núcleo das células. No DNA estão alojados os cerca de trinta mil genes que ditam nossos caracteres.

Denominam-se "mutações" as mudanças que ocorrem na sequência de três bilhões de unidades que compõem o DNA.

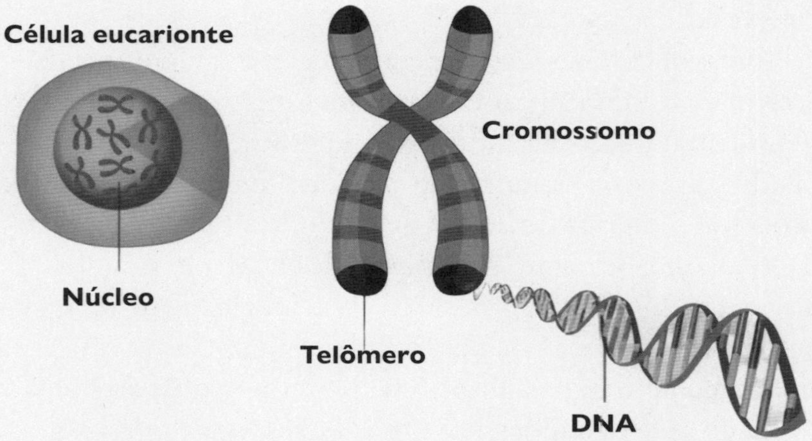

Figura 1: aqui temos a célula e o núcleo dentro da célula. Dentro do núcleo, há os cromossomos, que são formados pela hélice dupla de DNA, o qual contém todos os genes do nosso código genético.

Os três principais tipos de genes que desempenham um papel no câncer são:

1. Oncogenes
2. Genes supressores dos oncogenes
3. Genes reparadores do tumor

ONCOGENES

A descoberta dos genes denominados oncogenes, diretamente envolvidos na transformação maligna espontânea ou provocada de células, é denominada carcinogênese (formação do tumor). A forma pela qual os tumores malignos se desenvolvem pode neutralizar as defesas imunológicas do indivíduo; eles se vascularizam, crescem e se distribuem para áreas distantes do corpo (metástases). Como e onde atuar para evitar o aparecimento da doença, diagnosticá-la em suas fases iniciais e debelá-la, mesmo em suas etapas tardias?

Proto-oncogenes são genes normais que ajudam as células a crescer. Quando um proto-oncogene sofre mutações (mudanças), torna-se um gene "ruim", que pode ficar permanentemente ligado ou ativado quando não deveria ser assim. Quando isso acontece, a célula cresce fora de controle, o que pode levar ao câncer. Esse gene "ruim" é chamado de oncogene. Vamos pensar que uma célula é como um carro. Para funcionar corretamente, é preciso ter formas de controlar sua velocidade. Um proto-oncogene normalmente funciona de forma muito parecida ao pedal do acelerador. Ajuda a célula a crescer e a se dividir. Um oncogene pode ser comparado ao mesmo pedal do acelerador só que está preso ao chão, o que faz com que a célula se divida fora de controle.

Algumas síndromes cancerígenas são causadas por mutações herdadas dos proto-oncogenes que fazem com que o oncogene seja ativado. Mas a maioria das mutações que causam câncer e que envolvem oncogenes é adquirida, não herdada.

GENES SUPRESSORES DO TUMOR

Genes supressores do tumor são genes normais que retardam a divisão celular, reparam erros do DNA ou indicam quando as células devem morrer (processo conhecido como apoptose ou morte celular programada). Quando eles não funcionam corretamente, as células podem se desenvolver fora de controle, o que pode levar ao câncer. Um gene supressor de tumor é como o pedal de freio em um carro. Normalmente impede que a célula se divida rapidamente, assim como um freio impede que um carro ande muito rápido. Quando algo dá errado com o gene, como uma mutação, a divisão celular acelera.

Uma diferença importante entre oncogenes e genes supressores do tumor é que os primeiros resultam da ativação de proto-oncogenes, enquanto os genes supressores do tumor provocam câncer quando eles são inativados. Alterações herdadas do gene supressor do tumor foram encontradas em algumas síndromes cancerígenas hereditárias, causando certos tipos de câncer em determinadas famílias. Mas, de novo, a maioria das mutações de genes supressores do tumor é adquirida, não herdada. Por exemplo, anormalidades do gene TP53 — que codifica a proteína p53 ou proteína de tumor — foram encontradas em mais da metade dos cânceres humanos.[6]

O principal gene supressor tumoral envolvido com o câncer é o chamado p53, que se encontra alterado em mais de sessenta por cento dos tumores malignos. Trata-se de um gene capaz de detectar quimicamente alguma mutação errada que tenha ocorrido em qualquer outro gene da célula. Se verificar que a anomalia é impossível de ser reparada ou corrigida, o p53 induzirá esta célula à autoeliminação, uma espécie de suicídio natural celular, como já disse, denominado em biologia "apoptose".[7]

GENES REPARADORES DO TUMOR

Esta é a terceira classe de genes envolvidos no processo de transformação maligna. São os relacionados com o reparo do DNA quando danificados e que também monitoram a integridade do genoma humano, reconhecendo e corrigindo as alterações na molécula do DNA quando se duplica. Os genes reparadores são também acionados pelo gene supressor p53 que, ao detectar o defeito, paralisa a evolução da célula na direção em duas células-filhas. Ou o erro será corrigido ou a célula se autoeliminará, num fantástico processo de vigilância que abrange os trilhões de células que compõem o organismo humano.

Para que uma célula maligna sobreviva e origine um tumor, precisará haver:

Em primeiro lugar: um oncogene que estimule a proliferação anômala de uma célula-tronco (são células que têm potencial de recompor tecidos danificados e estão presentes desde a vida embrionária).

Em segundo lugar: a inativação de um gene supressor tumoral que permita a ação do oncogene e também iniba os genes reparadores.

Em terceiro lugar: uma falha no sistema imune que permitirá o escape e a multiplicação de alguma célula maligna.

Todos os tecidos têm células-tronco e as células tumorais também. As células-tronco tumorais são a principal fonte de formação de todas as outras células malignas. Assim as células-tronco adultas normais têm a capacidade de regenerar tecidos sadios; as células-tronco cancerosas suprem os tumores permanentemente com novas células também tumorais, sendo as mesmas fontes de metástases.

A pesquisa e a caracterização das células-tronco tumorais serão importantes para o entendimento da cura do câncer.[8]

EPIGENÉTICA

A diferença entre genética e epigenética é que a primeira é o estudo dos genes que controlam as funções do corpo, enquanto a segunda é uma área da ciência que analisa como o ambiente e o estilo de vida podem alterar o funcionamento dos nossos genes;

é como um "controlador" que altera a forma como os genes são "ligados ou desligados" sem mudar a sequência do DNA.

Epigenética é aquilo que está "por cima da genética"; são influências biológicas das nossas experiências: o que comemos, nosso nível de atividade física, nosso acesso a recursos, a medicações, à exposição química, às experiências sociais. Existe um sistema que controla a ativação e o desligamento de genes. Esses processos são muito dinâmicos, afinal são eles que permitem a produção de diferentes tipos de células. As necessidades diárias de adaptação à vida fazem com que os genes "desocupados" estimulem a produção de células diferentes, conforme a necessidade. Por exemplo: digamos que seu organismo precise se adaptar a certa variação de temperatura, portanto seria conveniente reorganizar as células, ativar certos genes, e lá vão os marcadores epigenéticos influenciar seu cérebro a estimular certos genes a produzir células que se adaptem melhor às influências das temperaturas externas.

Finalmente, existe a possibilidade de que marcações epigenéticas sejam passadas de geração em geração — há evidências experimentais comprovadas disso em seres humanos e animais. É como se, de fato, a alimentação do seu pai ou da sua mãe hoje afetasse o metabolismo dos seus netos. Um estudo emblemático demonstrou como esse processo afetou netos de holandeses, que passaram fome durante a Segunda Guerra Mundial, levando-os à obesidade. Os filhos das holandesas grávidas naquele período foram diagnosticados, nos anos 2000, com sério déficit cognitivo e envelhecimento precoce entre 56 e 59 anos de idade. Também há estudos que mostram que pessoas que passaram por um trauma podem ter descendentes naturalmente estressados por causa disso. Ou seja, a herança que trazemos dos nossos ancestrais vai além do DNA que recebemos deles.[9]

Enfim, a epigenética é definida como mudanças na expressão gênica que podem ser herdadas e que não alteram a sequência do

DNA. É ela que pode explicar por que experiências vividas na primeira infância têm efeito na saúde mental e física na vida adulta.

Precisamos ter em mente que as alterações epigenéticas impactam a forma como a molécula de DNA é formatada e, consequentemente, como regula quais genes permanecerão ativos, influenciando a fisiologia e o comportamento de um organismo.

Grupos de cientistas estudam a influência da epigenética nos tumores, visam determinar os padrões de metilação do DNA, modificações de histonas (proteínas) e perfil de expressão de RNAs não codificantes nos diversos tipos tumorais, com o objetivo de identificar biomarcadores para facilitar o diagnóstico e prognóstico do câncer.

As influências ambientais e as experiências que acontecem com as crianças realmente afetam a expressão dos seus genes. Isso significa que foi refutada a antiga ideia de que genes são "imutáveis". Durante o desenvolvimento, o DNA que compõe nossos genes acumula marcas químicas que determinam a quantidade expressa de genes. Esse conjunto de marcas químicas é conhecido como "epigenoma". As diferentes experiências que as crianças têm reorganizam essas marcas químicas. Isso explica por que gêmeos idênticos podem mostrar comportamentos, habilidades, saúde e realizações diferentes, quando muitas vezes são criados separados, em lares e familiares diferentes, escolas diferentes etc.[10]

Aqui estão alguns hábitos que influenciam diretamente nossa expressão genética, favorecendo a manifestação dos genes cancerígenos:

- Alimentação inadequada, rica em alimentos ultraprocessados, embutidos, enlatados, contaminados com agrotóxicos, refinados e de alta carga glicêmica;
- sedentarismo;
- fumo e álcool;

- exposição à poluição e a metais pesados;
- privação crônica de sono;
- exposição constante ao estresse;
- supressão das emoções e mau manejo delas;
- fortes traumas emocionais;
- relações e ambientes tóxicos;
- rotina exaustiva e sem horários determinados para as atividades.

NÃO SÃO OS GENES QUE VOCÊ TEM, MAS O QUE OS GENES ESTÃO FAZENDO![5]

CAPÍTULO 3

HOMEOPATIA

Homeopatia — do grego homoios = semelhante e páthos = doença — é um sistema terapêutico que usa substâncias da natureza, extraídas dos três reinos: mineral, vegetal e animal, de forma diluída, para tratar doenças e sintomas.

A medicina se dividia em duas correntes terapêuticas na Grécia Antiga, na época de Hipócrates — o pai da medicina, que viveu na Grécia entre 460 a.C. e 377 a.C.; a que se baseava no princípio dos contrários, segundo o qual as doenças devem ser combatidas por substâncias que atuem contra o que lhes deu origem (daí os anti-inflamatórios, antiácidos, antidepressivos, antitérmicos etc.); e a que se baseava no princípio dos semelhantes, segundo o qual as doenças devem ser combatidas por doses diluídas infinitesimais das mesmas substâncias que deram origem aos sintomas, estimulando as reações do organismo.

Em consequência do princípio dos contrários, surgiu a medicina alopática. A homeopatia, por outro lado, seguiu a partir do princípio dos semelhantes. Segundo ela, toda substância capaz de provocar determinados sintomas numa pessoa sadia pode curar esses mesmos sintomas numa pessoa doente. Vou detalhar mais à frente esse conceito.

Como um modelo alternativo de tratamento, foi sistematizada anos depois por Samuel Hahnemann, médico da Universidade de Leipzig, na Alemanha. Nascido em 1755 na cidade alemã de Meissen e falecido em 1843 na cidade de Paris, Hahnemann fez vários experimentos, com inúmeras substâncias, em indivíduos sãos e doentes. Fez uso também em si próprio e descreveu os efeitos e sintomas no livro *Matéria médica homeopática*. Porém, o primeiro e principal livro, publicado em 1810 pelo Dr. Hahnemann com a teoria homeopática, foi *Organon da arte de curar,*[7] considerado a bíblia da homeopatia.

A homeopatia atua por meio de estímulos energéticos que visam o equilíbrio do organismo como um todo e não só as doenças isoladamente. Esses estímulos são desencadeados por medicamentos homeopáticos específicos, com o intuito de reequilibrar a energia vital dos pacientes. Seus princípios são, pois, muito diferentes da medicina científica tradicional, encarando o ser humano de uma forma global, estudado na sua totalidade, em todas as suas vertentes. Engloba seus sentimentos e comportamentos como: medo, tristeza, ansiedade, excitação sexual, ausência de libido, astenia, fadiga, relações de trabalho e familiares, sociais, distúrbios de memória, cognitivos, sono reparador ou não, insônia, sonhos, sensações, ilusões e delírios, sede e apetite, desejos alimentares, febres, dores de cabeça, estômago, lesões orgânicas, transtornos funcionais, transtornos e traumas emocionais recentes e/ou passados. O interrogatório homeopático é extenso e detalhado.

Neste ponto, devemos lembrar a teoria da energia/relatividade de Albert Einstein, segundo a qual energia e matéria se intercambiam: ao acelerar a massa, obtemos energia; ao reduzir a velocidade, ocorre a materialização da massa ($E=m.c^2$).

A seguir, veremos os princípios da homeopatia e entenderemos as diluições homeopáticas e as sucções dos medicamentos, tudo no sentido de despertar a energia deles.

A homeopatia é baseada em quatro princípios:

1. Princípio da lei dos semelhantes
2. Princípio da experimentação em pessoa sadia
3. Princípio das doses infinitesimais
4. Princípio do medicamento único

Vamos explicar melhor esses conceitos, que são fundamentais para o entendimento da homeopati

PRINCÍPIO DA LEI DOS SEMELHANTES

Hipócrates escreveu que "a doença é produzida pelos semelhantes, e através dos semelhantes o paciente retorna à saúde".[11]

A doença pode ser curada pela mesma substância que a provoca (*similia similibus curantur*, ou seja, semelhante pelo semelhante se cura). Por exemplo: a substância que produz vômitos é capaz de tratar os vômitos que ela causa, quando aplicada em sua versão homeopática diluída.

Em outras palavras: toda substância capaz de provocar determinadas alterações (sintomas) em uma pessoa sadia pode curar essas mesmas manifestações, quando apresentadas para uma pessoa doente, após passar por um processo especial de preparação. Por exemplo: o medicamento homeopático *Coffea cruda* (café) é utilizado para curar insônia, porque pode causar insônia em determinados indivíduos sadios.

Uma pessoa intoxicada por arsênico (veneno) apresenta náuseas e vômitos. Por essa razão, o medicamento homeopático diluído *Arsenicum album* é utilizado em pacientes com náuseas e vômitos.

Diante de um paciente em tratamento homeopático, devemos interrogá-lo em detalhes; nos interessam as queixas em pormenores, por exemplo: a queixa é enjoo, vômitos? Queremos saber quando se iniciaram os sintomas, quantas vezes vomitou, que horário o sintoma vem com mais frequência, qual o aspecto do vômito, se tem acidez ou não, se tem sangue ou não etc. O paciente é individualizado e terá um medicamento especial, baseado na semelhança de seus sintomas, de suas características próprias. Dois pacientes com sintomas de vômitos terão medicações diferentes prescrita

PRINCÍPIO DA EXPERIMENTAÇÃO EM PESSOA SADIA

Foi Hahnemann o pioneiro da experimentação no homem são, embora Albrecht von Haller (1708-1777), anatomista, médico, fisiologista e botânico suíço, chamado "o Grande" pela sua extraordinária contribuição científica, tenha, em 1771, propagado a necessidade de sua realização com doses mínimas.[11] Só em 1790 que o Dr. Samuel Hahnemann começa a experimentação de doses mínimas em seus pacientes.

Sobre o parágrafo 8 do livro *Organon da Arte de curar*,[12] de Samuel Hahnemann, Albrecht Von Haller escreveu:

> "Um remédio deve ser PROVADO primeiro no HOMEM SADIO, introduzindo em seu organismo PEQUENA DOSE do mesmo, SEM NENHUMA MISTURA ESTRANHA; toma-se nota de todos os efeitos produzidos pelo mesmo sobre o pulso, temperatura do corpo, respiração, excreção etc. e depois, TOMANDO COMO GUIA OS FENÔMENOS OBSERVADOS no homem são, o remédio será provado em um homem enfermo."

Explicando melhor: todos os experimentos hahnemannianos foram feitos com pessoas sadias, que tomavam a medicação sem diluição, pura e, depois de algumas semanas, voltavam ao Dr. Hahnemann relatando todos os sintomas físicos e emocionais. Esses sintomas eram anotados e, quando eram comuns a todos os indivíduos envolvidos no experimento, eram compilados num livro que posteriormente foi chamado de *Matéria Médica Homeopática Pura,* de Hahnemann. Quando chegava um paciente enfermo relatando aquele sintoma, Dr. Samuel Hahnemann prescrevia aquele determinado medicamento altamente diluído em água, e o indivíduo se curav

PRINCÍPIO DAS DOSES INFINITESIMAIS

Consiste na diluição e na dinamização (agitação do frasco do medicamento).

Os medicamentos homeopáticos são essencialmente utilizados em doses de altas diluições em água, por duas razões fundamentais:

1. As substâncias utilizadas em doses usuais podem, em alguns casos, apresentar um grau de toxicidade capaz de maior ou menor agressão ao organismo do paciente, e submetendo-as a diluições sucessivas, anulamos os efeitos indesejáveis, enquanto a ação terapêutica se mantém.
2. Quanto maior a diluição, mais profundo e duradouro é o efeito do medicamento, desde que corretamente prescrito.

Hahnemann, além de submeter as substâncias medicamentosas a sucessivas diluições, "dinamizava-as" por intermédio de uma agitação vigorosa e rítmica, cem vezes, a cada diluição.

As principais diluições são:

- a decimal: 1 ml da substância é diluída em 9 ml de água (1:9); o conteúdo será de 10 ml no total.
- a centesimal: 1 ml da substância, diluída em 99 ml de água (1:99); o conteúdo será de 100 ml no total.
- a cinquenta milesimal: 1 ml da substância, diluída em 49.999 ml de água (1:49.999).

Desta 1ª diluição centesimal, tira-se 1 ml num outro frasco com 99 ml de água. Agita-se, igualmente, cem vezes e obtém-se a 2ª centesimal (2ª CH). Esse processo repete-se sucessivamente quantas vezes forem necessárias para produzir a potência desejada.

No princípio das suas experimentações, Hahnemann começou por diluir as substâncias em álcool ou água, utilizando diversas proporções. No entanto, apercebeu-se de que os resultados ficavam longe das suas expectativas. Daí imprimiu-lhes uma agitação violenta, que denominou sucussão (dinamização). Assim, às sucessivas diluições, intercalou agitações rítmicas e vigorosas, que replicaram a informação original do medicamento, potenciando a sua eficácia curativ

PRINCÍPIO DO MEDICAMENTO ÚNICO

Hahnemann, ao estabelecer sua metodologia de experimentação em homem sadio, estabeleceu que deveríamos estudar cada medicamento isoladamente obtendo a patogenesia — conjunto de sintomas — do medicamento. Por isso, ele administrava os medicamentos isoladamente, um por vez, por ser mais racional e para evitar interações entre diferentes substâncias. O médico homeopata procura individualizar o quadro sintomático do paciente para procurar o *simillimum*, isto é, o paciente deverá tomar somente o medicamento que contiver o maior número de estímulos para os sintomas que ele apresenta. Sendo assim, procura-se, com um único medicamento, abranger a totalidade dos sintomas do indivíduo, que é o *simillimum*. Hoje existem outras formas de administrar a homeopatia a que chamamos Pluralismo e Complexismo, trazidos pelos homeopatas franceses para o Brasil. No tratamento do câncer e de doenças autoimunes, virais crônicas com homeopatia, usamos complexos de medicamentos. Nos próximos capítulos, irei detalhar os imunomoduladores homeopáticos usados.

HOMEOPATIA PLURALISTA E COMPLEXISTA

Segundo a Associação Médica Homeopática Brasileira, em 21 de novembro de 1840, o francês Benoît Jules Mure, discípulo de Hahnemann, desembarcou no Rio de Janeiro, trazendo a homeopatia para o Brasil. Essa é a data em que se comemora o Dia Nacional da Homeopatia. Assim como Mure, diferentes discípulos, tanto os prós como os contrários, difundiram-se pelo mundo e fundaram diferentes escolas. James Tyler Kent (1849-1916) foi homeopata nos Estados Unidos, tendo uma vasta obra e contribuindo com a homeopatia de forma significativa. Até 1930, cerca de 30% dos médicos americanos eram homeopatas.[13]

Na experiência da homeopatia francesa pode-se preparar uma formulação contendo vários medicamentos misturados e a essa forma chamamos de Complexismo. Também podem-se aplicar mais de um medicamento por dia, de forma espaçada e alternada, a isso damos o nome de Pluralismo. Já o Unicismo é uma conduta de prescrição de um único medicamento, correspondente ao medicamento com mais semelhança ao conjunto de sintomas do doente.

Pessoalmente aprecio a multiplicidade de prescrição de acordo com a necessidade de cada paciente. Os imunomoduladores são medicamentos com fórmulas complexas, derivadas da escola francesa de homeopatia. Foram reunidos vários medicamentos, tonificadores de energia e drenadores de toxinas e, mais à frente, irei explicar em detalhes os componentes das fórmulas.

CONCEITO DE MIASMAS

Miasma é um conceito publicado pelo Dr. Hahnemann no livro *Tratado sobre as doenças crônicas.* Seria uma predisposição constitucional do indivíduo, que determina a forma como uma pessoa adoece e reage; uma forma ativa de defesa do indivíduo contra agressões externas, com intuito de manter a sobrevivência. Em outras palavras, é uma forma de adoecimento que vem dos nossos antepassados. Nós, homeopatas, dizemos que "você não tem a doença que quer ter, mas a que pode ter".

Essa teoria foi predominante no século XIX. As doenças eram causadas por más condições ambientais, como insalubridade das habitações e temperatura, contatos sexuais, doenças venéreas, parasitoses. Esse conceito é importante, pois é descrito como uma mescla de miasmas que provocam o câncer.

Existem pelo menos três miasmas básicos descritos por Hahnemann:

- **Psora**: é originada das intoxicações crônicas ou da escabiose (sarna) que provocaram nas gerações seguintes as doenças de pele, como pústulas, vesículas, urticárias, coceiras. É um padrão de adoecimento sempre na pele.
- **Sicose**: como resultado das consequências negativas da gonorreia (blenorragia) na Antiguidade, quando não havia tratamento e a vida sexual era promíscua. Como no passado eram quadros repetitivos e rebeldes, hoje esse miasma pode dar origem a nódulos benignos ou malignos pelo corpo, seria uma tendência a fazer multiplicação

celular em qualquer parte do corpo. Exemplo: nódulos na tireoide, cistos nos rins, mioma uterino etc. O miasma da sicose também pode ser provocado pelo excesso de vacinação na infância.

- **Sífilis**: modalidade de reação do organismo em face de agentes agressores diversos, caracterizada por manifestações semelhantes à da infecção provocada pelo *Treponema pallidum*. São doenças com formação de úlceras que afetam órgãos internos como pulmões, rins, cérebro, fígado, coração e ossos. Pode ser a origem das doenças autoimunes.

Pelos trabalhos de Nebel e Vannier — autores franceses posteriores a Hahnemann —, incluem-se outras duas:

- **Tuberculinismo**: conjunto de manifestações físicas e psíquicas, bem como orientações mórbidas gerais imprimidas ao organismo por uma tuberculose que remonta a uma ou mais gerações.
- **Cancerinismo**: forma nativa que suscetibiliza o organismo na direção do risco oncológico. Esse miasma seria a junção dos anteriores e predisporia o organismo ao câncer.

Dentro desse conceito sobre doença crônica vinda dos nossos ancestrais, a homeopatia tem medicamentos específicos para a neutralização de cada miasma. Muitos desses medicamentos estão inseridos nos imunomoduladores homeopáticos.[14]

CAPÍTULO 4

SISTEMA IMUNOLÓGICO

O sistema imunológico é um conjunto de células, tecidos e substâncias sinalizadoras, chamadas citocinas, que trabalham juntos para proteger o corpo contra agentes estranhos, como bactérias, vírus e células cancerígenas. Quando elas se desenvolvem no corpo, o sistema imunológico tenta reconhecê-las como anormais e combatê-las.

O termo "imunidade" deriva da palavra latina *immunitas*, que se refere à proteção contra demandas judiciais que os senadores romanos sofriam durante o seu mandato. Historicamente, a imunidade significa proteção contra doenças infecciosas.

As células e as moléculas responsáveis pela imunidade constituem o sistema imunológico, e a sua resposta coletiva e coordenada a substâncias estranhas é denominada resposta imunológica.

A função fisiológica do sistema imunológico é a defesa contra microrganismos infecciosos e células tumorais. Entretanto, até mesmo substâncias estranhas não infecciosas podem desencadear respostas imunológicas. Em algumas situações, até mesmo moléculas próprias da pessoa podem desencadear respostas imunológicas: as denominadas doenças autoimunes.

O sistema imunológico pode reconhecer e atacar células cancerosas por meio de diferentes grupos de células. Uma das formas é através da detecção de proteínas anormais na superfície das células cancerosas, o que aciona uma resposta imune.[15]

Importante diferenciarmos os tipos de resposta imune; temos centenas de células que nos protegem no dia a dia, para não contrairmos doenças, sejam virais, bacterianas e até o câncer. Escapamos diariamente de infecções e nem sabemos, porque o nosso sistema imunológico é competente e reage de forma automática com um verdadeiro exército de células nos protegendo e comunicando-se entre si. Temos mais chance de não adoecimento do que o contrário.

TIPOS DE IMUNIDADE: INATA E ADAPTATIVA

Esse sistema é composto por duas linhas de defesa: a primeira é a resposta imune inata, que é imediata e não específica contra agentes estranhos; a segunda é a resposta imune adaptativa, que é mais lenta e específica contra agentes estranhos. Ambas as linhas de defesa são importantes no controle de tumores.[15]

A resposta imune inata é a primeira linha de defesa do organismo contra os tumores. Ela é mediada por células chamadas macrófagos, células NK (*natural killer*) e células dendríticas. Elas têm a capacidade de reconhecer e destruir células cancerígenas, bem como liberar citocinas que atraem outras células do sistema imunológico para o local do tumor.

Os principais componentes do sistema imunológico natural, ou imunidade inata, são:

1. Barreiras físicas e químicas produzidas na superfície dos tecidos; células fagocíticas (neutrófilos, macrófagos), células dendríticas e células NK;
2. proteínas do sangue, como complementos e outros mediadores de inflamação;
3. proteínas denominadas citocinas, que regulam e coordenam muitas atividades das células da imunidade natural.

A resposta imune inata também ajuda a ativar a resposta imune adaptativa, estimulando as células-T (linfócitos T) e as células-B (linfócitos B) a se multiplicarem e a se diferenciarem em células especializadas para combater o tumor. Não se preocupem, explico melhor esses conceitos logo adiante.

A resposta imune adaptativa é a segunda linha de defesa do organismo contra os tumores. Ela é mediada por células-T e células-B. As células-T são responsáveis por reconhecer e matar as células cancerígenas. Já as células-B produzem anticorpos que se ligam às células cancerígenas, marcando-as para a destruição pelas células-T ou pelos macrófagos.

Os principais componentes da imunidade adaptativa ou adquirida consistem em células denominadas linfócitos e seus produtos secretados, tais como os anticorpos.

Tipos de resposta imune adaptativa:

1. Imunidade humoral: são moléculas presentes no sangue e nas secreções das mucosas, denominadas anticorpos, que são produzidas pelos linfócitos B. Os anticorpos reconhecem os micróbios, neutralizam a capacidade dos micro-organismos de infectar e promovem a sua eliminação.
2. Imunidade celular: também denominada imunidade mediada por células, os linfócitos T. Alguns microrganismos sobrevivem dentro das células fagocíticas e os anticorpos não conseguem alcançá-los. A defesa contra

essas infecções são mediadas pela imunidade celular, que promove a destruição dos microrganismos que residem nos macrófagos ou a destruição das células infectadas para eliminar os reservatórios da infecção.[15]

Em resumo, nosso organismo tem uma imensa capacidade de combate contra vírus, bactérias, fungos, células tumorais e células autoimunes e, quando todo esse sistema falha, adoecemos. Muitas vezes somos agredidos por agentes externos ou produzimos momentaneamente células tumorais, mas nosso organismo debela esses agentes ou células deformadas, e nós nem sequer percebemos. Por isso, devemos preservar nossa qualidade de vida, para mantermos a imunidade alta. Mais à frente falarei sobre como obter qualidade imunológica.

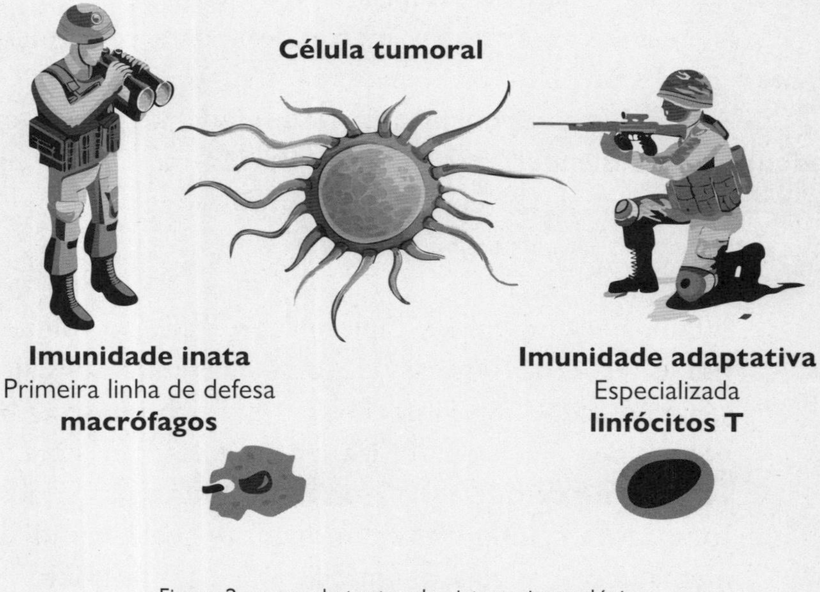

Figura 2: os combatentes do sistema imunológico.

O CÂNCER E O SISTEMA IMUNOLÓGICO

O câncer continua sendo uma das principais preocupações de saúde em todo o mundo, com uma incidência crescente e uma carga significativa de morbidade e mortalidade. Os cânceres surgem devido à proliferação e disseminação descontroladas de células malignamente transformadas, que se dividem e se multiplicam rapidamente, formando tumores capazes de invadir tecidos e órgãos vizinhos. A letalidade desses tumores é principalmente determinada pela sua atividade proliferativa desregulada, pela resistência das células tumorais à morte e pela habilidade de invadir tecidos e se espalhar para outras partes do corpo (metástase).

Os avanços no entendimento da biologia do câncer tornam cada vez mais claro que o sistema imunológico desempenha um papel crucial tanto na prevenção quanto no controle dessa doença devastadora. Atualmente, existe um grande interesse na possibilidade de o sistema imunológico ser capaz de erradicar cânceres. O conceito de vigilância imunológica, proposto por Macfarlane Burnet, na década de 1950, sugere que uma função importante do sistema imunológico é, em primeiro lugar, reconhecer e destruir clones de células transformadas, antes que se tornem tumores e, em segundo lugar, combater tumores já formados.[16]

Apesar da importância do sistema imunológico no controle do câncer, nem sempre ele é eficaz o suficiente para eliminar completamente as células cancerígenas. Em alguns casos, as células tumorais conseguem evadir-se à detecção do sistema imunológico, desenvolvendo estratégias para escapar da resposta imunológica. É evidente que tanto o sistema imunológico inato quanto o adaptativo desempenham um papel crucial na detecção e eliminação de células cancerígenas, e estimular suas funções pode ajudar na prevenção do câncer e controle de tumores já existentes.

Se você tem histórico familiar rico em casos de câncer é aconselhável manter seu sistema imunológico ativado, mas, antes de entrarmos nos detalhes sobre as pesquisas científicas e a clínica estabelecida com os imunomoduladores homeopáticos no tratamento de vários tipos de câncer, precisamos esclarecer os conceitos básicos de imunologia e da imunoterapia do câncer.

Recordando, o já referido sistema imunológico inato é como um "primeiro socorro" do nosso corpo. Está presente no nascimento e é a principal linha de defesa contra organismos invasores. Ele consiste em células especializadas, como os macrófagos, células dendríticas e células natural killer (NK), que estão constantemente patrulhando nosso corpo em busca de invasores, incluindo células cancerígenas. Quando encontram uma célula cancerígena, essas células do sistema imune inato lançam um alerta para o resto do sistema imunológico ou atacam diretamente a célula do câncer.

O sistema imunológico adaptativo é como o "exército especializado" do nosso corpo. É uma imunidade adquirida com o desenvolvimento do nosso organismo, que não está presente no momento do nascimento. Ela inclui células chamadas linfócitos T e linfócitos B, que são capazes de reconhecer e atacar células cancerígenas de forma mais específica. Os linfócitos T são como os "soldados de elite", que podem destruir diretamente as células cancerígenas, enquanto os linfócitos B são responsáveis pela produção de anticorpos, ajudando a marcar as células cancerígenas para serem destruídas pelo sistema imunológico. Ambas as linhas de defesa do sistema imunológico, inata e adaptativa, são importantes no controle de tumores.

Além dessas células, o sistema imunológico também produz substâncias chamadas citocinas, que são como mensagens químicas que ajudam as células do sistema imunológico a se comunicarem entre si e coordenarem suas atividades. Algumas citocinas, chamadas citocinas pró-inflamatórias, podem ser produzidas em resposta à presença de células cancerígenas. Elas ajudam a desencadear uma resposta inflamatória, que pode ser útil para combater o câncer, mas também pode promover o crescimento do tumor em certas situações.

Por exemplo, um ambiente cronicamente inflamado, devido aos maus hábitos de vida, pode secretar moléculas que promovem a proliferação celular descontrolada, induzem a formação de vasos ao redor dessas células agrupadas para que sejam alimentadas e — o que é pior — promovem o estresse oxidativo (espécies reativas de oxigênio) que, quando em excesso, podem causar dano ao DNA da célula, danificar as saudáveis ao redor, contribuindo para o desenvolvimento do câncer.

Atenção com alimentação, estresse emocional, falta de exercício físico, uso descontrolado de álcool e cigarro, em qualquer faixa etária. Vou abordar o tema alimentação em um capítulo específico à frente.

O sistema imunológico realmente desempenha um papel essencial na prevenção e controle da progressão tumoral, identificando e eliminando as células cancerígenas antes que elas possam se espalhar pelo corpo, mas essa é uma batalha complexa que envolve diferentes tipos de células e substâncias químicas, e às vezes o equilíbrio pode ser perturbado, favorecendo o crescimento do câncer.

ESCAPE DA VIGILÂNCIA IMUNOLÓGICA

Assim é fundamental destacar que a resposta imunológica pode desencadear uma resposta inflamatória no microambiente tumoral, impulsionada pela produção de citocinas pró-inflamatórias, como os fatores de necrose tumoral (TNF). Essa inflamação pode, por sua vez, promover a produção aumentada de espécies reativas de oxigênio (EROs) por células imunes, causando danos às células e contribuindo para a carcinogênese (formação do tumor). O microambiente tumoral refere-se ao ambiente que rodeia as células tumorais.

A inflamação no microambiente tumoral pode desencadear o mecanismo de escape imunológico. Esse processo ocorre quando as células cancerígenas, em resposta à inflamação, adquirem características que as tornam menos visíveis ao sistema imunológico. Isso pode incluir a redução da expressão de moléculas que normalmente sinalizariam a presença de células cancerígenas, tornando-as menos suscetíveis à detecção e destruição pelo sistema imunológico. Como resultado, as células cancerígenas podem escapar da vigilância imunológica e continuar a se proliferar, contribuindo para a progressão do tumor.

Hoje está claro que a resposta imunológica pode ser modulada por diferentes sinais do ambiente tumoral. Algumas sinalizações podem favorecer a progressão do tumor, enquanto outras podem contribuir para eliminá-lo. Esse processo de ajuste do sistema imunológico em resposta ao ambiente tumoral é chamado de imunomodulação.

A imunomodulação para pacientes com câncer busca fortalecer a capacidade natural do sistema imunológico de prevenir ou combater a doença; ela é a base da imunoterapia do câncer.

CAPÍTULO 5

IMUNOTERAPIA DO CÂNCER

Os tratamentos convencionais para o câncer, como a quimioterapia e a radioterapia, são projetados para destruir as células cancerígenas. No entanto, há também terapias que ajudam o sistema imunológico a combater o câncer. Essas terapias ajudam a fortalecer a resposta imune contra as células cancerígenas, tornando mais difícil para elas se evadirem ou suprimirem a resposta imune.

A imunoterapia é uma abordagem terapêutica que usa o sistema imunológico para combater o câncer. Existem diferentes tipos de imunoterapia, que podem incluir:

- a administração de proteínas imunológicas, moléculas naturais do sistema imunológico como: citocinas, anticorpos monoclonais ou proteínas de fusão para estimular, modular ou suprimir o sistema imune.

- a ativação de células imunológicas: vacinas, ativação por probióticos ou microbiota intestinal ou uso terapêutico de imunomoduladores; por exemplo, os imunomoduladores homeopáticos.
- a modificação genética das células imunológicas para torná-las mais efetivas no combate às células cancerosas. Exemplo: os linfócitos T são retirados do próprio paciente, modificados geneticamente em laboratório para expressar um receptor quimérico, que reconhece a célula tumoral. Esses linfócitos são reintroduzidos no paciente, vão reconhecer especificamente o tumor e destruí-lo, sem atacar células sadias. Muitos são os estudos nesse sentido atualmente.

A imunoterapia é uma área de pesquisa em constante evolução e tem mostrado resultados promissores no tratamento de diversos tipos de câncer. De modo geral, os imunomoduladores são substâncias naturais ou sintéticas, que promovem ação supressora ou estimuladora do sistema imune.

Os agravos e o comprometimento da saúde se dão em especial em relação aos processos inflamatórios agudos ou crônicos. A modulação da resposta imune promove homeostase orgânica, o que significa um equilíbrio e preservação dos tecidos contra danos e injúrias.

IMUNOTERAPIA HOMEOPÁTICA

A imunoterapia homeopática é uma abordagem terapêutica que utiliza princípios da homeopatia para modular a resposta imunológica do corpo e promover a saúde.

Aqui vou relatar, especificamente, sobre a ação dos Imunomoduladores Homeopáticos Complexos (fórmulas em capítulo posterior), cujas fórmulas foram codificadas como M1 e M8 nos experimentos pré-clínicos realizados pela Dra. Dorly de Freitas Buchi na Universidade Federal do Paraná (UFPR), e que temos utilizado na prática clínica há 26 anos. A fórmula chamada de M2 é usada para tratamento de doenças autoimunes que será, com certeza, tema de outro livro. Neste, o foco é o câncer.

IMUNOMODULADORES HOMEOPÁTICOS M1 E M8

São medicamentos complexos homeopáticos — vários componentes numa fórmula — altamente diluídos e dinamizados, que podem ajudar a fortalecer e a equilibrar o sistema imunológico no combate ao câncer. O Laboratório de Células Inflamatórias e Neoplásicas da UFPR estudou o efeito de várias soluções altamente diluídas sobre células do sistema imunológico em modelos experimentais de câncer. Entre essas soluções, M1 e M8 (fórmulas em capítulo à frente) foram as formulações que apresentaram maiores modificações das respostas biológicas. Esta designação, M1 e M8, corresponde a uma codificação sequencial pelas quais as soluções eram encaminhadas ao laboratório de pesquisa, uma vez que os pesquisadores não conheciam a formulação que estavam analisando; esse procedimento é característico do modelo experimental duplo-cego.

Os medicamentos M1 e M8 foram preparados a partir de substâncias naturais, como plantas e minerais sendo altamente diluídos e dinamizados vigorosamente para liberar suas propriedades medicinais, seguindo farmacotécnica homeopática, porém seguindo uma marcha específica de adição de cada componente na formulação. Embora sejam altamente diluídos, eles ainda contêm informações moleculares que podem interagir com o sistema imunológico. Esses imunomoduladores homeopáticos podem ajudar a estimular o sistema imunológico a detectar e atacar células cancerosas, além de ajudar a reduzir os efeitos colaterais da quimioterapia e da radioterapia. Os resultados das pesquisas científicas estão publicados em vários periódicos científicos internacionais.

Esses medicamentos homeopáticos complexos possuem efeitos imunomoduladores, aumentando a atividade de macrófagos e linfócitos T, que têm a capacidade de reconhecer e destruir células cancerígenas (Figura 3). Promovem também o aumento do número e da ação citotóxica de células NK, células do sistema imune inato mais eficazes contra os tumores.

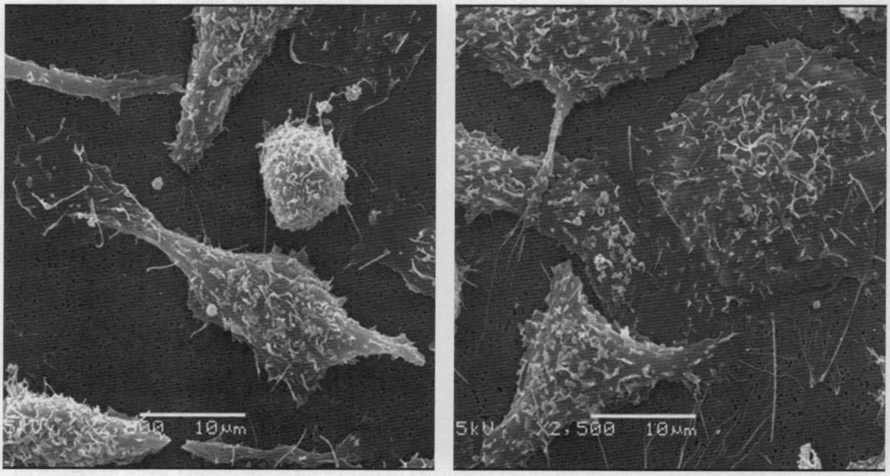

Figura 3: imagens de microscopia eletrônica de varredura, ambas no mesmo aumento, como se vê pela barra. À esquerda, macrófagos controle aderidos, com morfologia característica de macrófagos residentes, ligeiramente alongados, muitas projeções citoplasmáticas. À direita, macrófagos tratados com produto homeopático, bem espalhados, maiores que os residentes, apesar de estarem com mesmo aumento e com muitas projeções.
Fonte: Guimarães et al., 2009.

As ROS, espécies reativas de oxigênio, são substâncias reativas que podem danificar o DNA e outros componentes celulares, levando à mutação e ao desenvolvimento de células cancerosas.

Além disso, altos níveis de ROS também podem levar a um aumento na produção de TNF-alfa, que é uma citocina pró-inflamatória que promove a sobrevivência de células tumorais. Assim, a redução da formação de ROS pelos macrófagos tratados com M1 e M8 nas condições experimentais *in vitro* justifica a capacidade de diminuição do dano tecidual pelo tratamento, além da diminuição da progressão tumoral, o que foi observado nos experimentos *in vivo* em camundongos com câncer.

O TNF-alfa — fator de necrose tumoral alfa — é uma proteína produzida pelas células do sistema imunológico que está envolvida na resposta inflamatória do corpo a uma infecção ou lesão. No entanto, níveis elevados de TNF-alfa também estão associados a várias doenças, incluindo câncer e caquexia, uma síndrome caracterizada por perda de peso, perda de massa muscular, fadiga e fraqueza. É comum em pacientes com câncer avançado e está associada a um prognóstico ruim. O TNF-alfa tem um papel importante na patogênese da caquexia, pois é capaz de induzir a quebra de proteínas musculares e diminuir a estrutura dessas proteínas, levando à perda de massa muscular.

Além disso, o TNF-alfa pode interferir na resposta do organismo a tratamentos contra o câncer, tornando as células cancerosas mais resistentes à terapia. Portanto, a diminuição dos níveis de TNF-alfa pelos medicamentos imunomoduladores homeopáticos pode ajudar no tratamento do câncer, tanto na redução da caquexia quanto na melhoria da resposta do organismo ao tratamento.

O complexo homeopático M1 apresentou também efeito antiangiogênico, ou seja, pode inibir a formação de novos vasos sanguíneos no microambiente tumoral. Isso é importante porque os tumores dependem da formação de novos vasos sanguíneos para receber nutrientes e oxigênio, e a inibição dessa formação de novos vasos sanguíneos pode impedir o crescimento e a disseminação do tumor.

Um estudo *in vivo* foi também realizado em modelo de metástase pulmonar de melanoma em camundongos, utilizando-se a linhagem de células de melanoma B16F10 injetadas por via intravenosa. O tratamento com M8 foi realizado 24 horas após a inoculação do tumor, e os animais foram tratados com M8 por via inalatória por catorze dias. As células de melanoma injetadas nos camundongos apresentam tropismo (atração) pelos pulmões, desenvolvendo nódulos de melanoma nesses órgãos. O grupo de camundongos tratados com M8 apresentou um decréscimo no número de nódulos tumorais nos pulmões quando comparado ao grupo controle (sem tratamento) (Figura 4).

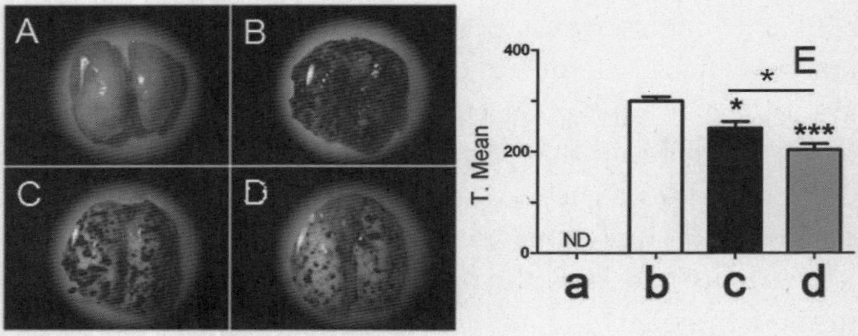

Figura 4: observa-se redução da metástase pulmonar de melanoma nos camundongos que receberam inalação do imunomodulador 8, dentro de caixa tampada, por catorze dias, de forma intercalada. Foi evidente a diminuição da metástase na figura D, comparada à figura C, que recebeu inalação apenas com solução alcoólica.

Fonte: Guimarães et al., 2010.

Metástase pulmonar em camundongos induzida por linhagem de melanoma B16F10 injetada via veia caudal.

A – Pulmão normal

B – Pulmão com metástase B16F10 não tratado com M8

C – Pulmão com metástase B16F10 tratado com veículo alcóolico

D – Pulmão com metástase B16F10 tratado com M8

Tratamento causou uma diminuição estatisticamente significativa na metástase (***P<0,001)

Esses resultados demonstraram uma possível dormência celular e decréscimo no número de nódulos tumorais e do seu volume causado pelo tratamento com M8, devido a um decréscimo da adesão e invasão de células malignas.[17]

De fato, o número de metástase pulmonar foi muito menor em camundongos submetidos à inalação com M8 num modelo experimental de melanoma. Esses resultados sugerem que M8 é uma terapia promissora que pode melhorar a resposta imune contra células tumorais. Todos os trabalhos desenvolvidos na UFPR, sob orientação da Prof. Dra. Dorly de Freitas Buchi se encontram no final do livro.

RESUMO DAS AÇÕES DO M8

- Ativação de macrófagos (aumenta a imunidade inata)
- Diminuição de espécies reativas de oxigênio (diminuição de processo inflamatório e dano celular)
- Diminuição de TNF-alfa (diminuição do processo inflamatório e da caquexia)
- Aumento do número e da atividade antitumoral de linfócitos T citotóxicos (aumenta a imunidade adaptativa)
- Diminuição da metástase pulmonar das células de melanoma

RESUMO DAS AÇÕES DO M1

- Ativação de macrófagos e diminuição de espécies reativas de oxigênio
- Diminuição de angiogênese e da proliferação das células tumorais

- Aumento de monócitos/macrófagos e linfócitos B na medula óssea
- Aumento de linfócitos T nos linfonodos
- Melhora a imunidade inata (celular) e a adquirida (humoral)

CARACTERÍSTICAS IMPORTANTES DESSES MEDICAMENTOS

- São complexos homeopáticos altamente diluídos
- Não apresentam nenhuma toxicidade ou mutagenicidade, isto é, não apresentam alteração do material genético das células
- Modulam o sistema imunológico para combater o câncer e as doenças infecciosas
- Podem ser usados em combinação com outras terapias convencionais, tais como quimioterapia e radioterapia

Assim, os complexos altamente diluídos e dinamizados M1 e M8 são formulações homeopáticas que têm sido investigadas por seu potencial terapêutico contra o câncer. Embora o mecanismo exato pelo qual essas formulações agem no microambiente tumoral ainda não esteja completamente elucidado, há muitas evidências sugerindo que elas atuam na imunidade inata e adaptativa, melhorando a eficiência da atividade antitumoral, além de agir como anti-inflamatórios e antiangiogênicos (bloqueio dos vasos sanguíneos que alimentam os tumores). Portanto, os complexos homeopáticos M1 e M8 são bons candidatos a uma terapia complementar aos tratamentos convencionais de câncer.

RELATO DE CASO PARA ILUSTRAR UM POUCO O EFEITO DO TRATAMENTO HOMEOPÁTICO

O PREÇO DA DOR EMOCIONAL

Ana Cristina esteve pela primeira vez em meu consultório em 11 de outubro de 2017, aos 46 anos. Entrou uma mulher bonita, olhos claros e vivos, pele clara e careca, com aparência cansada, um tanto nervosa e desanimada. Contou uma longa história de cirurgia bariátrica em 2005. A cirurgia mudou sua vida; ela emagreceu, começou a fazer caminhadas, exercícios, enfim, sentia-se feliz. Em 2008, passou por uma separação traumática no casamento, sentiu-se humilhada e confusa, foi uma separação tumultuada, difícil e, logo em seguida, recebeu um telefonema delatando o marido com um outro homem.

Ela relatava ter recebido um grande golpe naquele momento, um trauma que teve dia, hora e lugar exatos; lembra-se da voz ao telefone. Após a separação, tentou continuar a vida, mas ainda com dificuldades imensas, pois o trauma voltava à mente constantemente.

Em 2013, começaram dores no quadril direito, que não melhoravam com analgésicos e anti-inflamatórios. A dor foi aumentando, o abdome começou a distender, formou uma massa à direita. Recebeu o diagnóstico, em 2014, de câncer de úraco — é um ligamento que une a bexiga ao umbigo —, bastante agressivo, já com metástase de pulmão e fígado. Ana Cristina foi operada pela primeira vez em janeiro de 2015. Desde então, foram feitas novas cirurgias, muita quimioterapia foi mudada, metástases foram crescendo; introduziram a imunoterapia, mas sem sucesso.

Em nossa primeira consulta, conversamos muito a respeito de tudo o que já havia ocorrido e de que forma poderia ajudá-la em várias frentes, como na prescrição dos imunomoduladores homeopáticos, na dieta adequada para a desintoxicação do corpo e para deixar livre os vasos linfáticos, por onde passam as células de imunidade e, principalmente, a superação e ressignificação do trauma. Foram prescritos os imunomoduladores 1 e 8 por via oral, e somente o imunomodulador 8 por via inalatória. Essas inalações são importantes para estimular os macrófagos residentes nos alvéolos pulmonares; eles — os macrófagos — são facilmente ativados e fazem a fagocitose dos nódulos cancerígenos nos pulmões.

Conversamos muito sobre o emocional e acrescentei homeopatia para depressão e raiva. Recomendei psicoterapia. Prescrevi a dieta do fígado, afinal ele é o primeiro filtro do corpo e o grande órgão que recebe os traumas emocionais (descrevo a dieta em capítulo mais à frente). Entrei com a medicação chinesa e expliquei que os fitoterápicos eram para a desintoxicação do fígado e dos rins. Nos meses subsequentes, vários hemogramas sequenciais foram repetidos e fui observando os imunomoduladores agindo, aumentado o número de monócitos, que são os precursores dos macrófagos.

Em hemograma de 30 de outubro de 2017, 13,98% de monócitos (eram 6,77% no começo do mês). Resultado excelente, acima do limite máximo, que é de 10%. Fomos nos falando semana a semana, mês a mês, com os resultados dos exames progressivos e positivos. A Ana mantinha-se motivada e, para minha surpresa, no ano seguinte prestou vestibular e entrou numa nova faculdade. Os exames do fígado e hemogramas cada vez melhores, estava com disposição, apetite, em quimioterapia espaçada. Em abril de 2018, relatou estar cansada do tratamento alopático, e que também estava falhando com a homeopatia; por um período abandonou os tratamentos. Abro um parêntese aqui, para dizer que isso é muito comum no paciente oncológico, por ser um tratamento longo e com efeitos colaterais importantes.

Com a parada, houve piora das metástases pulmonares e quatro novos nódulos surgiram nos pulmões. Neste momento, preciso dizer que não há motivo para desespero, que não pode haver desistência, que se deve voltar ao tratamento e permanecer; os resultados virão no tempo certo. Olhar para dentro de si e observar a autossabotagem, a autopunição; por que quero desistir se os resultados eram tão bons?

Em agosto de 2018, os nódulos pulmonares diminuíram, estavam calcificando, e as metástases no fígado, completamente calcificadas e resolvidas, sem nenhum tipo de tratamento quimioterápico desde meados de 2018. Chegamos ao final daquele ano com redução de todas as lesões no Pet Scan (ressonância do corpo inteiro). Remissão completa da doença, inclusive das metástases, desde 2021.

Em 2025, a paciente está com exames negativos, fazendo uso só do imunomodulador 8, de manutenção. Ana mantém-se viva, feliz, bonita, já formada no novo curso, teve sua vida transformada, vive bem e com planos para o futuro.

DEPOIMENTO ANA CRISTINA

A minha história começou em algum ponto de 2012, quando comecei a mancar durante os meus passeios e sentia dor no baixo ventre à direita. Exames, a princípio, não apontavam nada, até que meses depois fiz uma ultrassonografia de abdome e surgiu uma imagem na região onde sentia o desconforto; poderia ser alguma sobra ou ponto interno da cesariana que fiz em fevereiro de 1999. Foi sugerido observar a dor e fazer alongamentos antes de caminhar.

As fisgadas aumentaram e comecei a mancar com mais frequência em outubro de 2014. Como havia uma sobra de pele abdominal importante devido à perda de peso pós-cirurgia bariátrica, feita em dezembro de 2005, fui ao cirurgião plástico. Ele solicitou novos exames de ultrassom que então acusavam uma massa inespecífica na região do abdome, a qual teria de ser abordada cirurgicamente, juntamente com a sobra de pele. Isso foi feito em 5 de janeiro de 2015.

Segundo o cirurgião, havia uma bola imensa, uma massa enorme atrás do meu umbigo. Ele chamou um patologista durante a cirurgia, e tal médico solicitou uma limpeza intensa da área, o máximo possível. A peça cirúrgica foi enviada para inúmeras análises patológicas, em diversos laboratórios de renome no país, mas nada de definições mais acertadas sobre a origem daquele material. Finalmente recebi um laudo no qual constava neoplasia (tumor) muito agressiva com margens imprecisas. Naquele momento, entendi que estava com câncer, porém nunca fui de me abalar com os problemas, mas sim procurar soluções.

Cheguei a uma das instituições de referência em câncer no Brasil, onde fiquei sabendo que era um tumor maligno de úraco (canal que liga a bexiga ao umbigo).

Enfrentei 28 sessões de radioterapia, 25 de quimioterapia, 5 de imunoterapia e 7 cirurgias. A neoplasia que se originou na região abdominal chegou aos pulmões: conheci a metástase a distância. Lá cresceram, e nada de essas lesões diminuírem; não havia chance de mais uma cirurgia. Chorei muito e pedi orientação a Deus, que colocasse a pessoa certa na minha vida, aquela que iria me ajudar. Eu tinha muita coisa ainda a fazer, comprar móveis para a minha casa, viajar, fazer outra faculdade... Estava atordoada... Perdida...

No dia seguinte, me lembro claramente de quando liguei o rádio do carro e ouvi a Dra. Ana Clélia Mattos falando sobre o uso dos imunomoduladores homeopáticos 1 e 8 no controle do câncer. No mesmo momento, e sem duvidar, entendi que era o que havia pedido para Deus entre lágrimas: um profissional para me ajudar naquele momento tão sem luz no final do túnel. Liguei para o consultório sem demora: a consulta foi intensa e detalhada; aprendi que o câncer não é uma sentença de morte, mas um aceno de que algo precisa ser curado.

No ápice da doença, tomava dez gotas de cada imunomodulador, quatro vezes ao dia. Não me separava daqueles vidrinhos de forma alguma! Muito bem acondicionados na latinha, iam comigo para a escola, faculdade, praia, encontros familiares, reuniões de negócios. Passados onze anos de quando tudo começou, percebo que estou fortalecida e em fase apenas de acompanhamento: anualmente visito a querida Dra. Ana Clélia em seu consultório e fico orgulhosa de saber sobre o progresso positivo de minha imunidade, e as minhas lesões pulmonares "quietinhas", completamente calcificadas e inativas.

SONHOS E METAS ESPIRITUAIS VENCIDAS

Carolina, 33 anos. Atendi-a pela primeira vez em 31 de julho de 2018; uma moça linda e doce, com 28 anos à época. Carolina é dinâmica, economista, de bem com a vida, veio em consulta devido a gripes de repetição com febre e dor de garganta. Contava, com entusiasmo, que meditava, fazia cursos de ThetaHealing, curtia e desenvolvia bastante o autoconhecimento e a espiritualidade. Alguns sintomas de alergias no rosto.

Tinha acabado de se casar e estava muito feliz. Pensava em morar fora do país com o marido e estava um pouco insatisfeita com o trabalho aqui. "Busco introspecção, mas tenho momentos explosivos, sou muito enérgica, procuro ter equilíbrio nas minhas emoções. Muito medo de não ser reconhecida profissionalmente, ser injustiçada. Quero ser bem-vista, sou boa em relacionamentos, mas sou vista pela minha família como agressiva."

No final de 2018, veio ao consultório e deu a notícia: "Vamos morar na Califórnia, vou transferir meu trabalho para lá". Referia ansiedade e bruxismo, ranger de dentes à noite. Cuidei de seu emocional, lhe desejei boa sorte e assim foi.

Em e-mail de janeiro de 2019, me contou que surgiram hemangiomas no fígado, acompanhados de nódulos com hiperplasia também no fígado. Estava preocupada, sustentando a casa sozinha, pois o marido ainda não estava em um trabalho rentável nos Estados Unidos, apesar de muito competente, e isso a estava sobrecarregando.

Um ano depois, pouco antes da pandemia, com 29 anos, veio ao Brasil e em consulta contou estar bem na Califórnia, saudável. Sono ainda leve e com bruxismo, usando DIU (Mirena). Fez controle dos nódulos do fígado e estavam inalterados. Em seguida, começou a pandemia de covid-19 e ficou sem vir ao Brasil por dois anos.

Em 2022, com 31 anos, foi diagnosticada com câncer na mama esquerda, um carcinoma invasivo do tipo não especial, descoberto num checkup pré-natal; veio ao Brasil fazer os exames para engravidar e descobriu o tumor na mama. Ficou no Brasil para efetuar o tratamento, faria quimioterapia antes da cirurgia. Apresentava-se muito triste e se questionando o porquê. Estava disposta a fazer trabalhos de autoconhecimento para trabalhar o passado, o emocional. Carolina iniciou um trabalho profundo com ThetaHealing, constelação familiar e psicoterapia. Acompanhei todo o processo de perto, prescrevi imunomoduladores 1 e 8, quatro vezes ao dia cada um; e muitos fitoterápicos chineses em cada etapa da quimioterapia, tentando preservar seus rins, fígado e medula óssea. Trabalhamos muito com homeopatia para o emocional.

Em agosto de 2022, o tumor havia reduzido; terminada a quimioterapia, agora seria feita a cirurgia de quadrantectomia, ou seja, a retirada de ¼ da mama esquerda. Ela referiu estar com fé na cura, tinha feito vários trabalhos espirituais, estava vencendo os medos, teve superapoio da mãe e das tias e, claro, do marido.

Em setembro de 2022, após a cirurgia, iniciou o bloqueio hormonal e, em dezembro, já bem recuperada e sem quimioterapia, retornou para sua casa na Califórnia para voltar a trabalhar. Os imunomoduladores e fitoterápicos chineses estavam sendo usados o tempo inteiro. Processo lindo, de um desabrochar emocional e espiritual intensos.

Em junho de 2023, aos 33 anos, estava totalmente curada e há um mês viajando, aproveitando a vida com o marido, de férias na Europa, uma grande comemoração. Está bem na Califórnia e no trabalho, mantém a psicoterapia e os trabalhos espirituais. Os nódulos benignos no fígado estão inalterados. Exames das mamas e outros controles de sangue, todos negativos. Mantive os imunomoduladores e dei tônico dos rins da fitoterapia chinesa.

Em janeiro de 2025, aos 34 anos, contou que veio ao Brasil para as festas de final de ano e foi liberada para tentar engravidar a partir de junho. Parou em março o bloqueio hormonal. Está linda, feliz, casamento vai bem, marido com bons resultados no trabalho lá na Califórnia, tem sonho de ser mãe! E será! Todos os seus exames sob controle, negativados.

DEPOIMENTO CAROLINA

Comecei o tratamento com imunomoduladores logo quando recebi meu diagnóstico de câncer de mama, prescritos pela Dra. Ana Clélia Mattos, e o continuo até hoje. Durante todo o meu tratamento com a medicina alopática, ao passar pela quimioterapia, cirurgia e radioterapia, observei como os imunomoduladores fizeram toda a diferença para a minha cura. Minha imunidade se manteve estável e inabalada e senti meu corpo forte e resistente. Também notei que, após os procedimentos médicos, tive uma rápida cicatrização e regeneração do corpo. O tratamento homeopático conciliado ao tratamento convencional foi fundamental para a minha total recuperação e me mantém forte e saudável até hoje. Não parei de tomar os imunomoduladores homeopáticos.

CAPÍTULO 6

IMUNOMODULADORES HOMEOPÁTICOS NA PRÁTICA CLÍNICA

O QUE É A RESPOSTA IMUNOLÓGICA ATIVADA

Vou falar um pouco mais sobre uma célula da imunidade inata de nome macrófago. Isso, neste momento do livro, é importante, pois nos casos clínicos que se seguem comentarei sobre um leucócito (glóbulo branco) chamado monócito, facilmente contado a partir do hemograma. Os monócitos, quando entram em contato com os tecidos, são transformados em macrófagos. Em outras palavras, os monócitos vão ser úteis no seguimento do tratamento com os imunomoduladores homeopáticos nos pacientes com câncer, doenças virais crônicas e nas doenças autoimunes.

Falaremos novamente sobre os macrófagos e suas funções, para que possam ser mais bem compreendidos. Quando, a partir de agora, falarmos de antígeno, entenda como sendo algo estranho ao organismo. Um antígeno poderá ser uma célula tumoral, um vírus, uma bactéria ou um fungo.

As principais células apresentadoras de antígenos (APC) são os macrófagos, que fagocitam (internalizam) os antígenos e, após processá-los, vão expressá-los na sua superfície e apresentá-los aos linfócitos T CD4 (subpopulação de linfócitos auxiliares). É como se os macrófagos chamassem os linfócitos para ajudá-los. Outros tipos de linfócito são os denominados linfócitos T CD8 (citotóxicos), que também são estimulados pelas células apresentadoras de antígenos (APC) e possuem uma ação efetora específica contra as células tumorais.

Contudo, os principais APC são os macrófagos — células vorazes que podem captar facilmente os antígenos e apresentá-los simultaneamente a várias células de defesa do organismo. Além de serem apresentadores de antígenos, os macrófagos ativados também secretam citocinas, como TNF-alfa e IL-1, que controlam a proliferação, diferenciação e função efetora dos linfócitos.

Os macrófagos localizam-se nos tecidos e derivam de um leucócito (glóbulo branco) sanguíneo circulante, denominado monócito. O tempo de sobrevida de um macrófago tecidual é de dois a quatro meses. Durante esse período, alguns deles permanecem imóveis, enquanto outros vagueiam incessantemente pelo corpo. Imóveis ou circulantes, os macrófagos realizam uma coleta contínua de antígenos. Toda vez que se deparam com alguma molécula diferente, sofrem um processo conhecido como ativação do macrófago, caracterizado por um rápido aumento no metabolismo, na mobilidade e na atividade fagocítica (ingerir e destruir). Os macrófagos ativados são ligeiramente maiores e mais eficazes na destruição de bactérias, vírus e células tumorais.[15]

Sabemos então que a principal função do uso dos imunomoduladores homeopáticos é exatamente a ativação de macrófagos de forma forte e ininterrupta, destruindo as células tumorais — vírus, bactérias, células autoimunes — de forma constante, durante o uso do medicamento. Caso o indivíduo interrompa o tratamento, o organismo volta a uma ativação menor dos macrófagos dentro de mais ou menos uma semana ou dez dias. É fundamental a compreensão e a cooperação do paciente para o tratamento. Muitos curam-se das enfermidades e devem manter a estratégia de ativação dos macrófagos de forma contínua para sempre. Vale a pena comentar que o uso preventivo do imunomodulador 8 também deve ser constante e, por anos, sem nenhum efeito colateral. Eu mesma já o tomo desde 1998, sem interrupção, dez gotas sublinguais duas vezes ao dia.

Se você tem histórico familiar rico em casos de câncer ou está agora em curso de tratamento ou esteve com câncer no passado recente ou longínquo, é aconselhável manter seu sistema imunológico ativado com o imunomodulador M8.

Não há nenhum efeito colateral no uso contínuo do imunomodulador, pelo contrário, provavelmente você não contrairá gripe, infecções bacterianas ou fúngicas.

Na pandemia de covid-19, prescrevi para todos os meus pacientes, familiares e amigos o imunomodulador 8 diariamente, e a grande maioria não pegou a covid ou, se pegou, foram sintomas muito suaves.

O curioso foi o relato de pacientes com pneumonia por covid, orientados a fazer inalação com 35 gotas do imunomodulador M8, duas a três vezes ao dia, com o medicamento puro, sem adição de soro fisiológico, em inalador ultrassônico (faz um vapor bem fino, que alcança facilmente o alvéolo pulmonar profundo). Todos relataram um alívio imediato na falta de ar. O imunomodulador ativa os macrófagos alveolares presentes nos pulmões normalmente, diminui o processo inflamatório e a tempestade de citocinas. Assim, essa prescrição mostrou-se extremamente eficiente para covid.

CAPÍTULO 7

COMPONENTES DOS IMUNOMODULADORES HOMEOPÁTICOS M8 E M1

COMPONENTES DO IMUNOMODULADOR 8 (M8)

1. Aconitum napellus (DH 20)
2. Arsenicum album (DH 18)
3. Asa foetida (DH 20)
4. Bryonia alba (DH 14)
5. Calcarea carbonica (DH 16)
6. Conium maculatum (DH 17)
7. Ipecacuanha (DH13)
8. Lachesis (DH 17)
9. Phosphorus (DH 20)
10. Pulsatilla (DH 13)
11. Rhus tox (DH17)
12. Ricinus (DH 14)
13. Silicea (DH 20)
14. Sulphur (DH 24)
15. Thuya occidentalis (DH 19)

COMPONENTES DO IMUNOMODULADOR 1 (M1)

1. Aconitum napellus (DH20)
2. Arsenicum album (DH18)
3. Asa foetida (DH20)
4. Bryonia alba (DH14)
5. Calcarea carbonica (DH 16)
6. Chelidonium majus (DH20)
7. Cinnamon (DH20)
8. Conium maculatum (DH 17)
9. Echinacea purpurea (DH20)
10. Gelsemium sempervirens (DH20)
11. Ipecacuanha (DH13)
12. Lachesis (DH 17)
13. Phosphorus (DH20)
14. Pulsatilla (DH 13)
15. Rhus tox (DH17)
16. Ricinus (DH 14)
17. Silicea (DH 20)
18. Sulphur (DH24)
19. Thuya occidentalis (DH19)

COMPONENTES DO IMUNOMODULADOR 2 (M2)

Este imunomodulador é para doenças autoimunes produtoras de TNF-alfa.

1. Aconitum napellus (DH 20)
2. Arsenicum album DH 18
3. Asa foetida (DH 20)
4. Bryonia alba (DH 14)
5. Calcarea carbonica (DH 16)
6. Conium maculatum (DH 17)
7. Ipecacuanha (DH13)
8. Lachesis (DH 17)
9. Phosphorus (DH 20)
10. Pulsatilla (DH 13)
11. Rhus tox (DH17)
12. Ricinus (DH 14)

13. Silicea (DH 20)
14. Sulphur (DH 24)
15. Thuya occidentalis (DH 19)
16. Cinnamon (DH 20)
17. Chelidonium majus (DH20)

Cada um dos componentes dos imunomoduladores exerce efeitos específicos em diversas áreas do corpo e nos diversos sintomas, porém seria muito ampla sua descrição. Acho importante apenas saber que o efeito deles em conjunto é sobre o sistema imunológico, conforme já descrevi nos capítulos anteriores.

Uma curiosidade: a francesa Veronique Boudon-Millot, autora de um livro sobre as teríacas, o *La Thériaque,*[18] descreve que teríacas são o conjunto de vários medicamentos numa única fórmula, e já era usada desde o século II a.C. como antídoto de venenos e no tratamento de várias doenças. Segundo Boudon, depois, durante o Império Romano, um médico de nome Andrômaco aprimorou essa fórmula com novos ingredientes e ampliou seu uso. As teríacas sempre foram largamente usadas na medicina até o século XIX. Interessante é que quando são reunidos vários componentes numa mesma fórmula, é liberado um efeito novo, diferente do individual de cada componente. Isso explica o efeito que sempre me impressionou dos imunomoduladores na prática clínicas nesses 28 anos.

Os imunomoduladores M1 e M8, são usados, principalmente, no tratamento do câncer, conjuntamente e de forma alternada, dez gotas sublinguais, de duas a quatro vezes ao dia, cada um. Cada paciente terá sua prescrição específica, mas essa sugestão é a média geral. Nunca devem ser administrados juntos. Intervalo de, no mínimo, duas horas ou mais. É muito importante alterná-los, pois, dessa forma, é como se estivéssemos lembrando o sistema imunológico de como ele deve funcionar. Obviamente, à noite, é importante o descanso do paciente, não há necessidade de tomar.

O imunomodulador 2 (M2) é usado com sucesso nas doenças autoimunes, com diminuição das crises agudas, porém, somente nas doenças que produzem o fator inflamatório TNF-alfa, como artrite reumatoide, retocolite ulcerativa, doença de Crohn, espondilite anquilosante, psoríase e outras doenças reumáticas. Por outro lado, no lúpus eritematoso e na esclerose múltipla não vejo efeito efetivo. Também podem ser dadas dez gotas, sublinguais, de uma a quatro vezes ao dia. Doses diferentes dessas e combinações com um dos outros dois imunomoduladores poderão ser prescritas caso necessário, a depender de cada paciente.

Todos os medicamentos homeopáticos são sensíveis à energia eletromagnética não ionizante, como a do Wi-fi, de telas LCD, celulares (4G, 5G), antenas de rádio, TV e celular, por isso devem ser armazenados em lata de metal (gaiola de Faraday), para que não sejam desmagnetizados. Isso é importante para o sucesso do tratamento. Podem ser latas de metal, com tampa de metal e não de plástico. Já existem nas farmácias homeopáticas latinhas individuais testadas, que são os "cases" de fácil locomoção.

Você pode ter uma lata de bolachas em casa, por exemplo, poderá testá-la da seguinte forma: coloque o seu celular dentro da lata, tampe-a, disque o seu número, usando um outro aparelho; se o telefone tocar dentro da lata, significa que ela é fraca. Forre a lata com camadas de papel alumínio, aquele que você tem na sua cozinha mesmo, coloque quantas camadas forem necessárias para o aparelho parar de tocar. Aí a lata estará pronta para armazenar os frascos de homeopatia. Qualquer medicamento homeopático deve ser guardado em latas de metal atualmente.

CAPÍTULO 8

MINHA EXPERIÊNCIA CLÍNICA COM OS IMUNOMODULADORES HOMEOPÁTICOS

Em 1998, recebi quatros pacientes com câncer no consultório; buscavam ajuda para enfrentar a doença e os efeitos colaterais dos tratamentos de quimioterapia e radioterapia. Antes de conhecer os imunomoduladores, eu mal conseguia ajudá-los. Era muito frustrante vê-los sofrer e não poder amenizar tantos sintomas. Conseguia apenas amenizar dores e lhes dar um certo conforto nos sintomas como enjoo, diarreia e urticárias decorrentes da quimioterapia. Uma ajuda paliativa, mas de algum valor para quem sofria consequências do tratamento alopático.

Era outubro do mesmo ano, primavera no Brasil, quando conheci um medicamento homeopático para a imunidade. Na época, seu mecanismo de ação era pesquisado nos laboratórios de biologia da Universidade Federal do Paraná pela bióloga Profa. Dra. Dorly Buchi, que já havia orientado a primeira tese de mestrado sobre o mecanismo de ação desse medicamento. Era um complexo homeopático, com vários medicamentos inclusos. Li um artigo e a partir daí comecei a procurar pelo contato na UFPR. Enfim, contato feito, voei para Curitiba onde permaneci três dias, visitei o laboratório de biologia da UFPR, conheci a Dra. Dorly de Freitas Buchi pessoalmente, além de seus alegres discípulos, que estavam empolgados com as pesquisas. Era evidente que células imunológicas eram ativadas pelo imunomodulador, ratinhos superativos nas gaiolas, mas até aquele momento não havia como descrever o efeito de todos os componentes reunidos naquela fórmula. Já tinha uma experiência anterior de dez anos prescrevendo complexos homeopáticos, ensinados pelo meu querido mestre Dr. Saulo José Guedes, porém não tinha ideia do que viria em seguida. Havia conversado com alguns poucos médicos em Curitiba e com três médicos argentinos que tinham vindo ao Brasil nos reportar suas experiências, e eram de fato animadoras. Naquele momento, me enchi de coragem e comecei a prescrever e a construir minha própria vivência, afinal, sabia que era inócuo, só poderia haver melhora e não piora. Enfim, havia vários estudos a serem feitos, muitas possibilidades no ar; era só o começo de muitos anos posteriores de pesquisa.

Voltei para São Paulo muito empolgada, fiz contato imediato com meus quatro pacientes oncológicos, chamei-os no consultório, expliquei o efeito do medicamento, concordaram com os termos e iniciamos o tratamento; tudo feito paralelamente aos tratamentos alopáticos usuais no câncer.

A princípio ofereci o imunomodulador de número 8, pois na época era o único que existia e eu sabia seus componentes.

Pedi para os pacientes comprarem os medicamentos em uma farmácia em Curitiba. Orientei dez gotas, três vezes ao dia: de manhã, à tarde e à noite. Todos eles mantinham normalmente seus tratamentos convencionais com quimioterapia e radioterapia conforme cada caso. Pedi que se reportassem a cada sete dias, dizendo como se sentiam, se havia aumentado o apetite, se estavam conseguindo trabalhar, fazer os serviços básicos de higiene e alimentação. Gostaria que fossem mandando os exames de controle como hemograma e demais exames de função renal, hepática, tomografias e ressonâncias que os oncologistas estivessem pedindo.

Após cerca de quarenta dias, todos referiram estar se sentindo mais fortes e mais dispostos em relação a antes do início do tratamento. Por outro lado, ainda não via diferença nos exames, esperava ansiosa pelos hemogramas onde observava o número de leucócitos (glóbulos brancos), especificamente monócitos.

Fui recebendo outros pacientes, que vinham indicados pelos quatro primeiros; eram em geral pessoas que os conheciam em hospitais, em salas de espera de quimioterapia ou de outros exames e se surpreendiam com sua disposição e bem-estar.

Logo receberia uma infinidade de pessoas com diversos tipos de câncer e fui acompanhando com dedicação e carinho cada um deles. Escutei muitas histórias, fazia muitas perguntas, dedicava horas de consultas. Por outro lado, fui estudar mais imunologia, nutrição em câncer e traumas emocionais nesses pacientes. Ficou claro que os tumores não surgem do nada, apenas porque existe um gene oncológico ou só por alimentação errada, industrializada, mas também — e principalmente — pela existência de um conflito, um trauma, uma vivência prolongada com algo ou alguém difícil, em que o paciente sente-se humilhado, desqualificado, preocupado, impotente, angustiado e muito triste já por um bom tempo. Em geral, um conflito ou trauma que havia acontecido cerca de mais ou menos um ano antes dos primeiros sinais e sintomas do tumor.

Comecei a ler muito sobre o emocional, não só na gênese do câncer, como também sobre o seguimento do emocional durante todo o tratamento: por que não orientá-los, muitas vezes, a não temer a morte? Conversávamos sobre como lidar com suas famílias que mal admitiam conversar sobre a perda do ente querido, querendo, muitas vezes, forçá-los a reagir, a comer, a andar, enfim, a não se entregar. Como é difícil o tratamento tanto para o doente como para seus familiares e amigos queridos!

Aprendi que, de fato, a doença é um caminho de aprendizado espiritual único e belo, uma grande oportunidade que todos os envolvidos encontram de transcender a matéria e encontrar o consolo em algo maior que criou todo o universo e tudo o que nele existe; de entendermos que de fato temos que ultrapassar a noite escura da alma, nossa pequenez e ignorância, para aprendermos o real significado da vida, que é "amarmos uns aos outros", nos ajudarmos, nos apoiarmos para voltarmos melhores para o lugar de onde viemos.

***

O tempo foi passando — talvez uns quatro anos — e fui percebendo melhoras evidentes em alguns pacientes, em outros nem tanto, mas não entendia por quê. Alguns melhoravam rapidamente e em alguns meses pioravam; em outros percebia uma melhora pequena, porém constante. Por que alguns pacientes pararam de responder ao medicamento? Eu tinha consciência dos efeitos das quimioterapias, que eram muitas vezes insuportáveis. Comecei a comentar com os biólogos e farmacêuticos da UFPR que a fórmula talvez estivesse incompleta. Foi então que a Dra. Dorly, em Curitiba, começou a testar a colocação de novos ingredientes homeopáticos na fórmula original. Os anos foram passando até que chegaram ao imunomodulador número 1, que é eficiente em aumentar a imunidade adquirida, células que são formadas de maneira imediata conforme a necessidade e que, porém, morrem mais rapidamente.

Dessa forma, fui trabalhando durante esses 27 anos, com cerca de aproximadamente dois mil pacientes; errei, duvidei, acertei. Sempre tentando fazer um estudo duplo-cego em grupos de pacientes com câncer, mas em vão; em nenhum momento conseguimos dinheiro público para a pesquisa.

Tenho relatado até aqui a experiência clínica de sucesso desde 1998 até 2025 — quando escrevo este livro — para que fique a ideia de que a homeopatia pode, sim, ajudar — e muito — nos tratamentos oncológicos. Os pacientes têm a imunidade aumentada, mesmo durante o tratamento com quimioterapia, têm melhor qualidade de vida, menos efeitos colaterais, como vômitos, náuseas, infecções secundárias, não emagrecem e se mantêm trabalhando, sem falar na diminuição do tumor e das metástases, que sofrem fibrose e muitas calcificam.

CASOS CLÍNICOS

Chegou o momento de relatar as histórias mais poderosas que testemunhei no consultório, durante todos esses anos.

Selecionei alguns raros tipos de câncer e também casos mais comuns; são fichas do meu arquivo de mais de duas décadas de experiência. Os casos mais recentes são mais bem documentados, por isso de mais fácil exposição. Atualmente, pelo último censo no consultório, há um pouco mais de dois mil casos cadastrados e documentados.

CICATRIZES INVISÍVEIS
SUZANA, 47 ANOS

Nossa primeira consulta foi em junho de 2008. Notei uma mulher sozinha, chorando, com depressão, desde muito antes de o câncer de mama ser diagnosticado, em 2001, quando foi feita a mastectomia total, quimioterapia e radioterapia. Em 2006, ela reconstruiu a mama. Teve menopausa precoce e optou por não fazer bloqueio hormonal após a cirurgia. Bloqueio hormonal é até hoje prescrito por cinco a dez anos em pacientes que tiveram câncer de mama, com receptores de estrógeno e progesterona positivos. Portanto, os protocolos defendem ausência de hormônios na circulação para evitar recidiva. Como já haviam passado sete anos do tratamento do câncer, optei por fazer apenas tratamento da depressão e indiquei constelação familiar.

Só voltei a vê-la cinco anos depois, em 2013, depois em consulta, quando contou da separação do marido, passando por um momento difícil. Deixou de amá-lo, está irritada, intolerante, com trabalho conturbado, sérios problemas financeiros; fazendo terapia, descobriu que na família "quem tem valor são só homens". Veio tratar o emocional. Se apegou a quatro cachorros, pois se sentia sozinha. Conversamos muito, a estimulei a não parar a terapia e mantive o tratamento do emocional com homeopatia e fitoterapia chinesa.

Em 2017, foi nossa terceira consulta após quatro anos. Nesse momento, veio com recidiva do câncer, com metástase óssea no quadril, confirmada com biópsia do osso ilíaco direito. Agora aceitou fazer radioterapia, bloqueio hormonal e aplicações de zometa, para controle das metástases ósseas. Referia problemas antigos de relacionamento com a mãe, sentia-se "mula da minha mãe". É desvalorizada por ela e chora a morte de dois cachorros. Agora revive novamente o câncer que teve há dezesseis anos. Conversamos muito, indiquei psicoterapia, imunomoduladores 1 e 8, medicamentos homeopáticos para o emocional e os fitoterápicos chineses.

Em agosto de 2018, Suzana, agora com 57 anos, foi à quarta consulta; estava melhor da dor no quadril, fazendo quimioterapia e mantendo os dois imunomoduladores. Fazendo acupuntura toda semana. Emocionalmente, reagindo melhor, cuidando de si, fazendo coisas que lhe dão prazer. Pensando em viver, foi a primeira vez que a vi com olhos vibrantes e sorriso nos lábios; senti que ali estava sua cura. Talvez uma nova e pequena lesão na coluna sacral. Mantivemos os imunomoduladores e todo o tratamento com os fitoterápicos, mudei a prescrição da área emocional, mas senti que ali havia motivação e esperança de viver.

Em 2019, sentia-se desanimada e exausta de tanto lidar com o câncer, surgiram mais pontos de metástase óssea; parou os imunomoduladores, mas há aqui um ponto positivo: clareza, mais consciência do sofrimento emocional. Optou por hospedar cachorros em casa para ganhar dinheiro, aprendeu a adestrá-los, e diz que eles fazem bem a ela. Está melhor emocionalmente. Achei este momento já um começo para a cura. Estimulei-a a voltar para o tratamento homeopático e se manter em terapia.

De 2020 a 2025, as lesões ósseas são pequenas e inertes, o câncer está em regressão. Ela está feliz, entrou num curso de psicologia canina, está fazendo academia, trabalhando também como corretora de imóveis. Bonita, bem cuidada, permanece tomando só o imunomodulador 8, três vezes ao dia.

Suzana conseguiu dar a volta por cima, superou traumas do passado e se mantém fiel à homeopatia que, segundo ela, a salvou.

DEPOIMENTO SUZANA

No ano de 2000, fui diagnosticada com câncer de mama estágio 4 e passei por todo o processo do tratamento: quimioterapia, cirurgia, mastectomia total e mais quimioterapia com radioterapia.

Após seis anos, fiz a reconstrução da mama direita, que havia sido retirada. Passei a fazer o acompanhamento anualmente e minha vida seguiu. Foi quando conheci a Dra. Ana Clélia Mattos, no seu programa na rádio Mundial, na época. Passei a tratar da minha saúde com o olhar e os conhecimentos dela.

Tive momentos difíceis, que me levaram novamente a me deparar com o câncer, em 2017, quando fui diagnosticada com metástase óssea. Fiz tratamento com radioterapia e com medicação imunomoduladora homeopática de número 1 e 8, que faço até hoje.

Foi muito difícil passar por essa nova etapa de tratamento. Fisicamente fiquei bastante restrita, sem mobilidade e com muita dor. O tratamento do corpo físico é doído e graças ao tratamento que cuida dos meus outros corpos — emocional, mental e espiritual, que a Dra. Ana Clélia aborda e trata com tanta sabedoria — tudo ficou mais fácil e passei a ter uma vida normal.

Faço acompanhamento semestral com imagens e exames de sangue, a lesão está calcificada e tenho uma vida normal e com saúde.

Desde 2017 até hoje (2025) o tratamento é o mesmo, sem alteração alguma, para surpresa do médico oncologista que me assiste.

Na época da pandemia, já usava apenas o nº 8 e passei sem ter qualquer intercorrência na minha saúde. Minha confiança nesse medicamento é plena, me sinto honrada em fazer parte dessa pesquisa.

A VOZ DA DETERMINAÇÃO

ANA ELISA, 47 ANOS, PSICÓLOGA

Primeira consulta em 31 de janeiro de 2019, ela veio de Brasília para a consulta; tinha visto vídeos meus no YouTube sobre vários tipos de câncer e resolveu fazer algo a mais. Vi uma mulher pequena, magra, inteligente, olhos vivos e muito determinada. Casada, com dois filhos adolescentes. Tumor adenoide cístico em laringe, diagnosticado em novembro de 2013, originado na glândula salivar. Oito anos antes, teve um adenoma pleomórfico de parótida. Em janeiro de 2014, operou o tumor sem extrair a laringe. Fez trinta sessões de radioterapia em seguida. Após cinco anos, em novembro de 2018, recidiva do tumor na traqueia. A biópsia acusou carcinoma de baixo grau. Dezembro de 2018, nova cirurgia em que retirou quatro anéis da traqueia. Esse tumor é lento, não costuma dar metástases, mas é recidivante.

Nossa consulta foi muito boa. Ana Elisa é inteligente, curiosa, faz perguntas inteligentes; senti que ali tinha uma paciente que ia colaborar muito com o tratamento e já estava farta de não fazer nada no sentido de evitar recidivas, apenas esperava e isso a angustiava. Fora isso, havia o medo de uma nova cirurgia e de deformidades.

Iniciamos o tratamento com os dois imunomoduladores — que é o que sempre faço — pelo menos quatro vezes ao dia cada um. Tinha que reconstruir o sistema imunológico rapidamente. Sempre acrescento os fitoterápicos para desintoxicação. O emocional dela já estava sendo trabalhado em terapia, afinal era psicóloga.

No meio do ano, em nova consulta, os exames estavam muito bons, sem nenhuma recidiva e sem nenhum tratamento alopático. Referia estar renovada, bem fisicamente, confiante, ativa, aboliu o leite e derivados, mas tinha dificuldade com o sono. Mantivemos o tratamento com os imunomoduladores.

Em janeiro de 2020, pouco antes da pandemia, Ana Elisa estava muito bem, fez um Pet Scan, que deu negativo e, como eu já havia apostado, era uma paciente disciplinada com a medicação e cada vez mais percebia que esta era a resposta para não mais adoecer: manter-se firme nos imunomoduladores.

Em outubro de 2020, teve contato direto com o marido, que pegou covid, e ela não.

Seguimos até novembro de 2021, com 50 anos de idade, tomografia do pescoço normal, laringoscopia também normal, sem recidivas.

Até agora, em 2025, a paciente está muito bem, só toma os imunomoduladores homeopáticos e os suplementos vitamínicos da nutróloga.

DEPOIMENTO ANA ELISA

Descobri um tumor maligno na garganta em novembro de 2013 e foi um grande susto para mim e toda a minha família, pois nunca tivemos um caso de câncer. Todo oncologista que me atendia perguntava se eu fumava, mas eu nunca pus um cigarro na boca. O tumor era de origem de glândula salivar menor, raríssimo e apareceu em um local também raro e de difícil acesso para operar.

Fiz a primeira cirurgia em novembro de 2013 e necessitei fazer uma segunda, bastante complicada, um mês depois para retirar trinta por cento do tumor que ainda restava na minha garganta. No início de 2014, fiz trinta sessões de radioterapia e segui a minha vida fazendo os exames periódicos de acompanhamento. Fiz mudanças no meu estilo de vida, passei a me alimentar de forma mais saudável, tornei-me mais assídua nas atividades físicas e cuidei com mais atenção da minha saúde emocional.

Infelizmente, após cinco anos, em novembro de 2018, a ressonância magnética demonstrou um novo tumor em outro local: na traqueia. Fui para a terceira cirurgia, ainda mais complicada porque era uma recidiva em uma área que havia sido irradiada pela radioterapia, o que compromete o sucesso do procedimento. Foram retirados quatro anéis da minha traqueia, o que demandou um pós-operatório bem difícil. Os cirurgiões indicaram que eu fizesse mais trinta sessões de radioterapia para evitar outra recidiva, porém eu tomei a decisão de não fazer, pois eu sabia dos possíveis efeitos danosos desse tratamento nessa área do meu corpo.

Em janeiro de 2019, uma amiga me falou sobre um vídeo da Dra. Ana Clélia Mattos, no YouTube, exibido em 20 de junho de 2017, cujos temas eram câncer e homeopatia.[19] Nessa época, eu estava extremamente impactada por tudo que eu havia passado e com muito medo de ficar doente de novo. Assisti à palestra na qual ela falava sobre os imunomoduladores e eu imediatamente agendei uma consulta para saber mais sobre essa possibilidade e, a partir desse dia, senti que resgatei a minha esperança de viver ainda muitos anos com saúde.

Tomo os imunomoduladores há seis anos e sinto minha saúde a pleno vapor. Se eu pego uma gripe ao ano, é muito. Tive covid duas vezes e passei bem pela doença, não tomei a vacina da covid por minha conta e risco, banquei sozinha essa escolha. Sempre tive rinite e hoje não tenho mais. Sinto-me muito bem com os imunomoduladores e o principal é que estou há seis anos sem câncer e confio plenamente que isso se deve ao meu estilo de vida saudável e aos imunomoduladores homeopáticos números 1 e 8, que tomo todos os dias, sem falhar. Minha decisão é tomá-los por toda a vida e viver muitos anos com saúde. Sou muito grata à Dra. Ana Clélia Mattos por ter me mostrado um caminho para a cura e, a partir disso, sigo com fé e confiança.

IDAS E VINDAS DE UMA HISTÓRIA FELIZ
LÚCIA, 44 ANOS

Conheci a Lúcia logo no início do câncer, há vinte anos. Ela é uma mulher bonita e de temperamento forte, lutadora, decidida, casada com um médico e vive até hoje com o pai, de mais de 90 anos.

O nome era câncer de ovário, com linfangite carcinomatosa de células claras, diagnosticado em maio de 2005.

Operou, ficou com colostomia — a bolsinha no intestino — por quatro meses. Em setembro de 2005, reoperou e fechou a colostomia. Contava a história de sempre ter tido cistos de ovários e, em 2004, fez histerectomia (retirada de útero). A conheci fazendo quimioterapia, já era final de 2005. Sofria todas as consequências de uma quimioterapia bem forte.

No pós-operatório, em maio, teve infecção, ficou quarenta dias internada, com derrame pleural, infecção por *Candida albicans*. Houve também acúmulo de líquido abdominal (ascite). Na tomografia de tórax, surgiu um pequeno nódulo no pulmão direito suspeito de metástase, ainda não confirmada.

Na época, prescrevi o imunomodulador 8, ampolas injetáveis, endovenosas, inalações (com inalador ultrassônico), feitas em casa e doses sublinguais. Era permitida a fabricação de ampolas endovenosas, porém hoje não há mais homeopatia injetável no Brasil. As inalações são muito importantes, pois ativam diretamente os macrófagos presentes nos alvéolos pulmonares, propiciando mais facilmente a fagocitose das células tumorais ou germes nos pulmões. Corrigi a alimentação, retirei leite e derivados, doces, carne vermelha; comer somente comida caseira, nada industrializado. Fez abordagem emocional com homeopatia e pedi que procurasse uma psicóloga. Marido sempre presente às consultas e muito dedicado.

O ano de 2006 foi formidável, Lúcia reagia muito bem ao tratamento, sentia-se estimulada, com quase nenhum efeito colateral da quimioterapia, até que, em junho de 2006, surgiu uma lesão ao lado do reto e outra na parte superior do abdome, adjacente à coluna torácica. Em agosto de 2006, Lúcia operou novamente o abdome, ficando outra vez com colostomia. A paciente mantinha tratamento com o imunomodulador 8, nas três vias: endovenosa, inalatória e sublingual. Reagindo fortemente apesar das intercorrências, como edema de glote devido à quimioterapia, uma forte reação alérgica. No início de novembro de 2006, refez o trânsito intestinal e fechou novamente a colostomia. Mantinha-se bem e confiante.

Passou bem e estável durante os anos de 2007 a 2009, vinha periodicamente em consulta, mantinha o imunomodulador 8, que na época era o único que existia. Porém, ainda em 2009: surge imagem densa persistente no fígado, porém no Pet Scan, não acusou metástase. Paciente muito bem, sem sintomas, prescrevi somente o imunomodulador 8, via oral, quatro vezes ao dia.

Em 2010, a imagem no fígado não evoluiu, mas, em 2011, surgiu uma imagem na junção do intestino delgado com o grosso, foi biopsiada e não acusou nada.

Vem até hoje em consultas anuais, sempre com exames negativos. Surgiu, em 2012, um nódulo benigno na mama, que não evoluiu, está estável.

Pessoa querida, equilibrada, mulher persistente e que teve uma rede de apoio familiar importante durante todo o tratamento. É uma das minhas mais antigas e fiéis pacientes, que entendem a importância da imunidade antitumoral alta e colhem bons resultados, no caso dela, já há vinte anos.

FORÇA E FRAGILIDADE

ÉRICO, 72 ANOS

Primeira consulta em 11 de setembro de 2020, em plena pandemia de covid-19, chega um advogado acompanhado da esposa, calado, observador, racional, mas com um olhar amigável. A esposa fala por ele, conta que há dez anos a próstata vem crescendo, e o marcador PSA sanguíneo também. Em 2012, fez uma biópsia da próstata e só constatou prostatite (inflamação). Fez uma "raspagem da próstata". Em 2015, novo aumento do PSA, nova biópsia que detectou o adenocarcinoma de próstata grau 9 na escala Gleason. Foram feitas 35 sessões de radioterapia, e o PSA baixou. Foi feito bloqueio hormonal por dois anos — entre 2016 e 2017 —, paciente optou por parar porque a testosterona estava muito baixa, perdendo a libido e a massa muscular. Ainda em 2016 teve um infarto do miocárdio, saiu sem sequelas e foi detectada uma crise aguda de diabetes com glicemia de 500. Em 2019 e 2020, o PSA foi crescendo gradativamente, mudou de convênio médico e de urologista e, finalmente, em agosto de 2020, a ressonância magnética mostrou um nódulo na próstata, na zona periférica à esquerda. Cintilografia óssea normal, isto é, não havia metástase óssea. A tomografia de abdome, normal.

Nesses pacientes, mantenho os medicamentos para coração e diabetes e prescrevo os dois imunomoduladores 1 e 8, dez gotas, pelo menos três vezes ao dia cada uma. Tratei o emocional com homeopatia e prescrevi fitoterápicos chineses para retirar umidade e calor do baixo ventre. Na Medicina Tradicional Chinesa (MTC), isso faz crescer células, por exemplo: você planta uma semente e quer que ela se desenvolva, basta regar e colocar no sol e a planta cresce. Portanto, o raciocínio chinês no câncer é a desintoxicação e a retirada do excesso de umidade e calor. Dieta sem açúcar derivado de cana, sem leite e derivados, sem carne vermelha.

Após dois meses, recebi um e-mail informando que Érico fez nova biópsia de próstata, resultado de adenocarcinoma acinar usual grau 8 de Gleason, PSA diminuiu de 1,33 para 1,18.

Em março de 2021, apresenta-se bem, sob controle, bem-disposto com qualidade de vida, diabetes sob controle, por isso, houve redução da medicação para controle da glicemia. O Pet Scan se manteve igual, com área ativa na próstata, mas com mesma medida, sem nenhuma metástase a distância. Conversamos muito: sobre trabalho, emocional na relação familiar, prescrevi os imunomoduladores e medicamentos para a parte emocional.

Voltou em novembro de 2021 para a terceira consulta. Até agora tem recusado opções de tratamento, diz ter medo de métodos invasivos, quer continuar se tratando só com os métodos naturais. Exames apontaram PSA de 1,60, um pouco mais alto em relação ao exame anterior. No exame físico, notei uma alteração na energia do fígado, refere abuso alimentar. Mantivemos os imunomoduladores e explico a importância da dieta. Segue bem, ativo, trabalhando normalmente.

Em 2022, o PSA segue crescendo lentamente; ele está urinando sem dificuldade, se mostra confiante, com Pet Scan com área nodular inalterada na região da próstata. Em 2023, o novo Pet Scan mostra regressão da imagem da próstata. Alguns aborrecimentos no dia a dia. É muito cuidadoso com seus relacionamentos e tem um bom desenvolvimento espiritual, isso faz muito bem ao seu tratamento.

Em janeiro de 2024, o paciente relata que foi ao urologista, que achou impressionante o tumor ter permanecido estável e sem tratamento alopático por três anos, sem metástase alguma. Optou por nova radioterapia. Paciente está bem, tentando resolver seus problemas emocionais. Este caso demonstra a eficiência do tratamento do sistema imunológico aliado ao tratamento e controle das energias de umidade e calor no baixo ventre que são a causa do acúmulo e desenvolvimento progressivo de células tumorais. É importante salientar que em cada consulta devemos abordar o estado emocional do paciente. Veja no Capítulo 10 as causas dos conflitos que levam a cada tipo de tumor.

Em 2025 o paciente está muito bem, estável, com PSA em regressão e sem imagem nova na próstata nem nos ossos.

AMOR E DEDICAÇÃO, EXEMPLO DE VIDA

DENISE, 56 ANOS, MÉDICA

Conhecia a Denise vagamente. Foi minha caloura na faculdade de medicina, mas, na época, nunca conversamos. Anos e anos se passaram e um dia recebi a Dra. Denise no meu consultório, acompanhada do esposo, também médico e igualmente meu calouro.

Denise era médica pediatra e homeopata, morena, bonita, magra, simpática e com olhar doce e gentil. Contava a história de ter tido endometriose, retirou o ovário esquerdo devido ao foco da doença, menopausa aos 45 anos.

Em 2015, foi feito diagnóstico de feocromocitoma (tumor de suprarrenal) índice 7; foram retirados em cirurgia do rim esquerdo, baço e cauda do pâncreas. No pâncreas, havia células neoplásicas nos pequenos ductos.

Em julho de 2016, foi diagnosticada uma metástase no fígado, retirado em nova cirurgia. Neste momento da consulta, em 2016, o Pet Scan está negativo. Por ser homeopata, nossa consulta foi aberta, sincera e bastante amorosa. E não daria para ser diferente, Denise é uma bonequinha, delicada, mas com poder de decisão forte, é uma grande mulher e médica. Prescrevi os imunomoduladores, expliquei em detalhes seu efeito e, como sempre, prescrevi os fitoterápicos chineses e a homeopatia para o emocional. Ela saiu feliz e muito animada com a consulta.

Já em fevereiro de 2017, recebi um e-mail dela, dizendo que houve recidiva de cinco nódulos no fígado, lesões de até dez milímetros, mas que estava fisicamente muito bem, até melhor do que antes.

Minha conduta foi dobrar a dose dos imunomoduladores, para oito vezes ao dia de ambos. Entrei com outros fitoterápicos chineses para aumento do sistema imunológico e novos para o fígado.

Novas notícias só vieram em maio de 2017, na segunda consulta. Denise estava bem, fez cirurgia espiritual, a ressonância mostrava aumento dos nódulos no fígado. Mostrava-se muito preocupada com o pai idoso, porém não sentia nada, mantinha-se trabalhando diariamente. A cromogranina, diminuindo (marcador do feocromocitoma).

Em setembro de 2017, a terceira consulta: refere ter feito ablação — uma técnica local nos nódulos do fígado — em julho, fez nos maiores nódulos, mas uma lesão ainda persistiu no segmento VI do fígado, mesmo assim ainda mantinha-se trabalhando e sem sintoma algum, animada e com fé. Ela manteve os imunomoduladores e sempre falou que acreditava que somente eles a mantinham assim tão bem, ativa, trabalhando.

Em janeiro de 2018, durante a quarta consulta, mostrou-se cansada, mas disposta a lutar. Os nódulos da ablação no fígado estavam em regressão, mas havia outros dois que estavam em desenvolvimento. Cromogranina alta. Mantive os imunomoduladores e prescrevi medicamentos para o emocional, e os fitoterápicos do rim e do fígado.

Em fevereiro de 2019, por e-mail, referiu estar bem, ia fazer quimioterapia; mantive a prescrição. Na ressonância magnética de dezembro de 2018, inúmeros nódulos esparsos no fígado, o maior no segmento 8. Em maio do mesmo ano, entrou com nova quimioterapia, mas seguia mantendo os dois imunomoduladores. Sentia-se muito bem.

Em 2020, inicia um tratamento com Lutécio, um quimioterápico moderno, usado nos tumores neuroendócrinos; ainda assim, Denise estava ativa, no meio da pandemia, trabalhando em contato com a covid e sem pegar.

Em dezembro de 2021, já aos 61 anos, ainda trabalhando, bem fisicamente, fígado com lesões secundárias ainda, instáveis, crescem e diminuem.

Mantivemos os dois imunomoduladores, quatro vezes ao dia. Novos fitoterápicos chineses. Trato o emocional com homeopatia.

Dezembro de 2023, nona consulta: nódulos no fígado em remissão, tomando os imunomoduladores e um imunoterápico alopático (selpercatinibe). Está bem, com qualidade de vida normal. Muito feliz.

Em 2025 nos falamos ao telefone; continua bem, com nódulos estáveis no fígado em regressão e mantendo os imunomoduladores, que ela acredita fielmente que a estão deixando viva e bem.

Este é um caso de uma paciente consciente, dedicada, que confia e sabe o mecanismo de ação dos imunomoduladores, por ser médica. Diante de tantas recidivas e tratamentos, manteve-se o tempo todo bem, sem sintomas, com qualidade de vida. Ela refere que sabe que, se não fosse esse tratamento, não teria suportado o tratamento alopático.

DEPOIMENTO DENISE

Sou Denise, médica pediatra e homeopata. Há nove anos, fui diagnosticada com um tumor raro: feocromocitoma (na suprarrenal) maligno com metástases hepática (fígado) e óssea.

Estar com câncer nos parece uma sentença de morte. Sofremos profundamente, bem como nossa família e amigos que não sabem e não podem nos consolar. O mundo parece ruim, dá um mal-estar tremendo. Os exames, as cirurgias, os procedimentos invasivos, nucleares, tudo é triste, sombrio e amedrontador.

Mas, num determinado momento, fui a uma homeopata, indicada pelo meu cirurgião, Dra. Ana Clélia Mattos, que me prescreveu os imunomoduladores e, após algum tempo de uso, me vi diferente.

A homeopatia nos aborda não apenas como um doente, mas como uma individualidade, uma biografia que envolve toda a jornada de uma vida. É encantador.

E fazendo uma leitura de minha vida até então, foi surgindo uma compreensão até sublime do meu adoecimento. Sentia uma sensação boa, uma alegria de viver, uma esperança.

O medicamento alopático que uso, cuja bula tem três páginas, não me trouxe nenhum efeito colateral. Superei algumas doenças infecciosas que estavam latentes, como toxoplasmose e mononucleose; parecia uma limpeza e fui me fortalecendo.

Nos anos da covid mais grave, voltei a trabalhar e, até quando meus familiares adoeceram, não peguei a doença mesmo no convívio íntimo, o que era bastante raro na época!

Fazer os exames não é mais um suplício, sinto gratidão para com os médicos, enfermeiros, atendentes, minha família, amigos, meus pacientes.

Sinto prazer em comer, trabalhar, estar com minha família, os animais, os amigos, as árvores. Dançar!

Sinto disposição e bem-estar.

A espiritualidade pareceu brotar à flor da minha pele e comecei a ter devoção pela vida.

Creio, com convicção, que nosso sistema imunológico, onde atuam os imunomoduladores homeopáticos, está profundamente ligado à nossa espiritualidade; e a prova disso para mim foi essa mudança de humor e de sentido que surgiu em minha vida.

Não abandono meus imunomoduladores, pois creio que me trouxeram algo mais amplo, como a grata sensação de fazer parte de um TODO.

Há agora uma conexão entre meu corpo, minha alma, meu espírito e com toda humanidade e divindade.

Enfim, a transformação intensa e profundamente boa que os imunomoduladores me propiciaram é algo que desejo de todo coração a todos os pacientes portadores de câncer.

Eterna gratidão.

CAPÍTULO 9

DIETA AUXILIAR NO TRATAMENTO E PREVENÇÃO DO CÂNCER

O grande princípio hipocrático acerca do universo é o equilíbrio. Se um indivíduo se desvia, em qualquer sentido — com excesso ou carência de alimentação, exercícios ou repouso — todo o seu sistema fisiológico e psicológico é prejudicado; onde existe falta de equilíbrio não há bem-estar pessoal nem cura. O excesso era considerado por Hipócrates uma oposição à natureza.

Diante de um tratamento de câncer, cada elemento da alimentação tem que ser avaliado, para cada tipo de indivíduo, para cada tratamento e de acordo com o tipo de câncer. Tudo o que se ingere, tudo o que se faz ou deixa de fazer causará uma reação no organismo.

Dentre os diversos ensinamentos deixados pelo médico grego, três princípios centrais ressaltam no *Corpus hipocraticum*: "todo excesso se opõe à natureza", "andar é o melhor remédio para o ser humano" e "que o teu alimento seja o teu remédio e teu remédio seja o teu alimento". Notamos, portanto, que a alimentação ocupa posição de destaque em sua medicina.

Alimentando-se corretamente, o paciente irá se sentir melhor e mais forte, além de manter ou recuperar o peso, tolerar melhor os tratamentos e os efeitos colaterais, diminuir o risco de infecção e melhorar a cicatrização.

A orientação nutricional para pacientes com câncer deve ser realizada de forma individualizada, considerando suas necessidades nutricionais, restrições dietéticas, intolerâncias, estado clínico e efeitos colaterais esperados. Deve ser instituída tão logo seja diagnosticada a doença para prevenir a perda de peso e a desnutrição.

A incidência de desnutrição em pacientes com câncer varia de 40% a 80%, sendo mais nos que apresentam tumores na região de cabeça e pescoço, esôfago, estômago, cólon, reto, fígado e pâncreas; enquanto os pacientes com câncer de mama, próstata, leucemia, sarcoma e linfomas têm um baixo risco de perda de peso. Isso é devido à idade do paciente, localização e tamanho do tumor, tipo histológico e ao grau de estadiamento.

Pacientes em bom estado nutricional evitam infecções, má cicatrização, intoxicação grave da quimioterapia e desfrutam de boa qualidade de vida.

As modalidades de tratamento para o câncer podem incluir: cirurgia, quimioterapia, radioterapia, hormonioterapia, imunoterapia. Cada uma dessas pode resultar em efeitos colaterais que afetam o estado nutricional. As cirurgias podem resultar em dor local, dificuldade de mastigação e deglutição, jejum prolongado, fístulas, infecção da ferida cirúrgica etc. A radioterapia e a quimioterapia não atuam exclusivamente na população de células malignas, atuam também nos tecidos normais, causando os efeitos colaterais e contribuindo para problemas nutricionais específicos e afetando potencialmente o estado nutricional do paciente.

Alguns quimioterápicos levam à anorexia, causando uma anormalidade no paladar, presença de ulceração na boca, como mucosite, glossite, queilite, estomatite, esofagite e gastrite, interferindo na ingestão de alimentos devido à dor severa. Praticamente todas as drogas antineoplásicas causam náuseas, vômitos e alterações gastrointestinais como diarreia e constipação, sendo que esses sintomas são proporcionais à quantidade de drogas ministradas, tornando-se mais intensos quanto maior for a quantidade. As primeiras consequências são a redução da ingestão alimentar e com isso uma depleção do estado nutricional. Outras drogas podem levar a um aumento de inchaço e ganho de peso.

A gravidade dos efeitos da radiação depende da área tratada, do volume, da dose e do tempo de tratamento. Apesar de temporários, esses sintomas levam a graves consequências nutricionais, em especial quando os pacientes não são submetidos a um acompanhamento nutricional precoce e adequado. Portanto, as intervenções nutricionais proativas em substituição às reativas devem integrar a terapia do câncer para que haja melhora nos resultados clínicos e na qualidade de vida.

Recomendações nutricionais são necessárias para melhorar os sintomas de anorexia, fadiga, náuseas, vômitos, alterações do paladar e olfato, dificuldade para mastigar e engolir devido a inflamações das mucosas bucais, diminuição da saliva, saciedade precoce, diarreias e intestino preso. Todos os pacientes devem ser atendidos por nutricionista e enfermeiros especializados nos sintomas decorrentes da doença e do tratamento.

ALIMENTOS RECOMENDADOS DURANTE O TRATAMENTO DO CÂNCER

Com certeza é do conhecimento comum o consumo de alimentos frescos. Vou classificar por categorias:

- Carboidratos: arroz integral, branco, vermelho, negro, farinhas sem glúten ou, no mínimo, farinha de trigo orgânica. Comer pães sem glúten ou de fermentação natural. Macarrão sem glúten, farinhas sem glúten — fubá, polvilho, fécula de batata, arroz, araruta, soja, amêndoa etc. — são as ideais.
- Grãos: são considerados proteína e carboidrato, portanto são excelentes: feijões de todos os tipos, preto, vermelho, branco, fradinho, rajado, jalo, de corda. Evite o feijão carioquinha de mercado, em geral é transgênico; só compre de lavouras orgânicas. Coma grão-de-bico, ervilha, lentilha, quinoa, milho orgânico (cuidado, o milho em geral é transgênico).
- Verduras e legumes: pode consumir todas sem exceção. Cuidado com saladas cruas, têm que ser bem lavadas, para evitar contaminação. Sempre tem que haver legumes cozidos e verduras coloridas no prato. Vá variando sabores e cores.
- Adoçantes: mel, açúcar de coco, se for diabético consuma Stevia ou xilitol. Evite açúcar originado da cana-de-açúcar, mesmo sendo o mascavo; eles têm metabolismo ácido, prejudicial no tratamento do câncer.
- Frutas: praticamente todas, algumas como melancia, abacate, caqui e pinha (fruta-do-conde) são prejudiciais para o fígado. Não consumir geladas. Frutas secas são liberadas, mas cuidado com amendoim e castanha-de-caju torrados, que são prejudiciais para o fígado.

- Proteínas: ovos orgânicos com selo IBD (Instituto Biodinâmico), com certificação orgânica, carnes brancas, como frango orgânico e peixes; não coma frutos do mar, podem ser de difícil digestão e podem estar contaminados. Evite todos os embutidos, carne de boi e de porco.
- Leites de origem animal não são recomendados, apenas de origem vegetal.
- Temperos: azeite de oliva extravirgem, óleo de coco, manteiga Ghee, óleo de gergelim, temperos verdes são todos liberados, porém cuidado com alho, é muito indigesto para o paciente em quimioterapia. Use páprica doce, salsinha, cebolinha, alho-poró, coentro, orégano, manjericão, sálvia, tomilho, dill; não use nada quente, pimenta de nenhum tipo.
- Chás e café: café duas vezes ao dia, chás à vontade, mas cuidado com chá preto, mate em excesso tem muita cafeína. O chá verde, uma xícara por dia, pode ser recomendado, mais do que isso pode levar ao emagrecimento. Todos os outros chás são permitidos: boldo, camomila, erva-doce, erva-cidreira, frutas vermelhas, hibisco, espinheira-santa para o estômago etc.

ALIMENTOS NÃO RECOMENDADOS DURANTE O TRATAMENTO DE CÂNCER

Já está muito bem descrito na literatura médica que os alimentos ultraprocessados são inflamatórios e estão ligados ao desenvolvimento de diversos tipos de câncer.

É importante deixar claro que são alimentos que contêm ingredientes cheios de aditivos, açúcar, gorduras saturadas do tipo trans e excesso de sal. Alguns exemplos são biscoitos recheados, salgadinhos, chips, macarrões instantâneos e comidas prontas, além de embutidos como presuntos, salsicha, linguiça e mortadela. Esses alimentos provocam um processo inflamatório no nosso corpo e podem favorecer o desenvolvimento de vários tipos de tumores. O consumo excessivo desses alimentos ricos em açúcar também pode levar à obesidade. O excesso de gordura no corpo está ligado a pelo menos catorze tipos de câncer. Portanto, precisamos ficar cada vez mais longe dessa alimentação ultraprocessada.

Detalharei os principais elementos nocivos à nossa saúde e que devemos evitar, independentemente de estarmos adoecidos ou não.

AÇÚCAR

A fonte de energia celular é o açúcar, porém esse nome é algo genérico que usamos para simplificar o termo "carboidratos"; pensando no ponto de vista químico, cada tipo de açúcar é composto por hidratos de carbono e suas ligações moleculares determinam se sua absorção será mais lenta ou mais rápida no nosso organismo, afinal, a fonte de energia das nossas células é o açúcar chamado de glicose; por isso, todo tipo de açúcar consumido como amido, frutose, lactose, galactose, sacarose entre outros será por fim convertido em glicose para utilização como fonte de energia.

O açúcar provoca hiperglicemia, diabetes e obesidade, que são situações clínicas que impactam negativamente o resultado do tratamento oncológico. Excesso de açúcar provoca insulina elevada e síntese de fatores de crescimento tumoral que resulta em crescimento de células neoplásicas. Também a inflamação sistêmica — presente no desenvolvimento tumoral — é frequentemente associada à resistência à insulina e à tolerância à glicose prejudicada. Em outras palavras, existe a insulina, mas ela não é eficiente em colocar a glicose dentro da célula para ser metabolizada. Isso gera diabetes e processos inflamatórios crônicos, inclusive câncer. O aumento da gordura corporal provoca alterações hormonais e um estado inflamatório crônico, que estimulam a proliferação celular, inibindo a apoptose (morte celular). O consumo exagerado de carboidratos é um dos principais responsáveis pelo aumento da gordura.

Em 1931, o médico alemão Otto Heinrich Warburg levou o prêmio Nobel de Medicina. Em uma de suas publicações, *The metabolism of tumors*, relata uma descoberta inusitada: células cancerígenas gostam (muito!) de açúcar — e, nos períodos em que o tumor cresce rapidamente, digerem a substância até duzentas vezes mais rápido que células normais.

Em 2017, após nove anos de pesquisas, cientistas da Universidade Católica de Leuven, na Bélgica, finalmente descobriram por que isso acontece. "Nossa pesquisa revela como o consumo hiperativo de açúcar por células cancerígenas leva a um ciclo vicioso de estímulo do crescimento e desenvolvimento do câncer", afirmou Johan Thevelein, um dos colaboradores. "Ou seja: nós conseguimos explicar a correlação entre a força do fenômeno descoberto por Warburg e a agressividade do tumor."

Mas qual é, afinal, essa correlação? Para entendê-la, precisamos voltar ao ensino médio. Uma célula pode gerar energia por respiração ou fermentação. A respiração usa a glicose dos carboidratos que você come e o oxigênio que você inspira para gerar energia. O produto que sobra dessa reação é o gás carbônico (CO_2) que você põe para fora usando os pulmões.

Já a fermentação, que não usa oxigênio, é o método de produção de energia favorito de fungos como as leveduras — que fazem pães e bolos crescerem. Desse processo, além do gás carbônico, também sobra álcool.

No nosso organismo, a fermentação é o plano B: seus músculos, por exemplo, só apelam para ela quando o ar que entra não é suficiente para suprir as necessidades energéticas das células — é por causa disso, entre outras razões, que você tem cãibras.

As células mutantes de um tumor, por outro lado, fazem a fermentação e a respiração ao mesmo tempo, mesmo quando a quantidade de oxigênio que estão recebendo é plenamente satisfatória. Com os dois processos a todo vapor, elas consomem os açúcares — ou seja, carboidratos — que você ingere duzentas vezes mais rápido do que o normal.

Neste ponto, é bom deixar claro que o açúcar não causa câncer. O que causa são mutações genéticas. O que ele faz, como todas as outras células, é abastecer o crescimento do tumor depois que ele já existe.[20]

O consumo de açúcar refinado, derivado de cana-de-açúcar, presente em alimentos ultraprocessados (industrializados) e refinados e bebidas açucaradas, deve ser evitados por todos. Utilizar açúcares vindos das frutas, naturais e o mel. Lembrem-se de que é possível encontrar doses exageradas de açúcar em iogurtes, sucos de frutas como laranja e uva, cereais matinais, molhos industrializados e obviamente em bolos, biscoitos, sorvetes e doces.

Cuidado com o açúcar refinado! Durante o processo de refinamento, alguns aditivos químicos são adicionados, como enxofre, para dar a coloração branca. Cuidado!

Açúcar mascavo é o açúcar em forma bruta, extraído depois do cozimento do caldo da cana. Como não passa por refinamento, apresenta coloração mais escura e sabor mais encorpado, semelhante ao da cana-de-açúcar. Sem o refinamento, são preservados o cálcio, o ferro e os sais minerais, porém também tem índice glicêmico alto, tem que ser usado com moderação ou evitado no câncer.

Açúcar cristal é apresentado em forma de cristais grandes e transparentes, mais difíceis de serem dissolvidos em água. Passa por um leve processo de refinamento, mas, mesmo assim, 90% das vitaminas são retiradas; também tem que ser evitado no câncer.

Açúcar orgânico tem as mesmas calorias do açúcar comum, mas preserva uma pequena parte dos nutrientes presentes na cana-de-açúcar. A diferença principal é que durante a produção do açúcar orgânico não são utilizados ingredientes artificiais, adubos, fertilizantes químicos ou agrotóxicos em nenhuma etapa. Ele também se diferencia por não ser refinado, tendo um formato grosso e mais escuro, porém com preço mais caro.

Açúcar light é o resultado da combinação do açúcar refinado com adoçantes artificiais. É menos calórico, mas também tem menos sabor. Não é recomendado no câncer.

Frutose é o açúcar extraído das frutas e do milho. Muito mais doce que os anteriores, esse tipo de açúcar, apesar de ser natural, tem menos vitaminas que os outros. Pode ser usado com moderação no câncer.

Resumindo, carboidratos são nutrientes importantes que devem ser incluídos numa dieta balanceada associada a hábitos saudáveis; e dependendo do grau e avanço da doença, as nossas necessidades energéticas são maiores e uma restrição de carboidratos no geral pode ser prejudicial ao tratamento devido ao maior risco de desnutrição.

Uma alimentação rica não só em açúcar, mas também em gorduras saturadas e em alimentos ultraprocessados e refinados está associada ao surgimento e à progressão da doença.

Pesquisa do Instituto de Ciências Biomédicas (ICB), da USP, mostrou que camundongos submetidos a uma dieta muito rica, ao mesmo tempo, em gordura e em açúcar tiveram um aumento da inflamação celular e da resistência à insulina induzidas por essas dietas separadamente.[21]

LEITE E DERIVADOS

O leite está presente na dieta ocidental em diversas preparações, receitas culinárias e até em cosméticos.

Existe uma indústria a todo vapor fazendo campanhas que incentivam as pessoas a consumirem leite e derivados. Mas será que faz bem de fato?

Composição do leite

O leite é uma combinação de diversos elementos sólidos em água, que representam aproximadamente 12% a 13% do leite; a água, aproximadamente 87%. Os principais elementos sólidos do leite são lipídios (gordura), carboidratos, proteínas, sais minerais e vitaminas. Esses elementos, suas distribuições e interações são determinantes para a estrutura, as propriedades funcionais e a aptidão do leite para processamento. As partículas de caseína (proteína) e os glóbulos de gordura são responsáveis pela maior parte das características físicas (estrutura e cor) encontradas nos produtos lácteos.

Os componentes do leite permanecem em equilíbrio, de modo que a relação entre eles é muito estável. O conhecimento dessa estabilidade é a base para os testes que são realizados com o objetivo de apontar a ocorrência de problemas que alteram a composição do leite. Uma redução substancial da concentração de lactose ou dos sólidos totais poderia levantar suspeitas de adição fraudulenta de água, após a ordenha. Nesse caso, ocorrem alterações das propriedades físicas do leite, facilmente detectáveis em laboratório.

Carboidratos do leite

O principal carboidrato do leite (de vaca, búfala, cabra) é a lactose. É produzida pelas células epiteliais da glândula mamária e é a principal fonte de energia dos recém-nascidos. Além da lactose, podem ser encontrados no leite outros carboidratos, como a glicose e a galactose, mas em pequenas quantidades.

A lactose compreende, aproximadamente, 52% dos sólidos totais do leite desnatado e 70% dos sólidos encontrados no soro do leite. Controla o volume de leite produzido, atraindo a água do sangue para equilibrar a pressão osmótica na glândula mamária. A quantidade de água do leite e, consequentemente, o volume de leite produzido pela vaca, depende da quantidade de lactose secretada na glândula mamária. A concentração de lactose no leite é de, aproximadamente, 5% (4,7% a 5,2%). É um dos elementos mais estáveis do leite, isto é, menos sujeito a variações.

Proteínas do leite

As proteínas representam entre 3% e 4% dos sólidos encontrados no leite. A porcentagem varia, dentre outros fatores, com a raça da vaca e é proporcional à quantidade de gordura presente no leite. Isso significa que quanto maior a porcentagem de gordura no leite, maior será a de proteína.

Existem vários tipos de proteína no leite. A principal delas é a caseína, que apresenta alta qualidade nutricional e é muito importante na fabricação dos queijos. É produzida pelas células secretórias da glândula mamária.

A caseína é um tipo de proteína de nutrição, sendo encontrada em alimentos como leite de vaca e derivados, também no leite materno, sendo em pouca quantidade; é considerada a proteína de digestão mais lenta que se pode encontrar, isso deve-se ao fato de apresentar uma molécula de maior tamanho quando comparada a outras proteínas, sendo considerada uma proteína de alto valor biológico, ou seja, que é bem absorvida e logo tem seus aminoácidos essenciais na corrente sanguínea. De forma benéfica, a caseína pode ser associada a bons hábitos alimentares e atividades físicas, podendo auxiliar na perda de peso, aumento de força e massa muscular, auxiliar também nos processos de hipertrofia e anticatabólico. Entretanto, se a caseína for consumida em excesso, pode trazer malefícios para a saúde, pois pode acumular mucosidades no sistema linfático e provocar problemas renais, coronarianos, alergias, diabetes mellitus tipo 1; estudos mostram que a caseína é uma substância de potencial carcinogênico, ou seja, capaz de desenvolver o câncer. Nos tratamentos do câncer, é imperativo tirar a caseína, principalmente devido ao muco nos vasos linfáticos, onde transitam linfócitos, macrófagos, células importantes no combate e destruição das células tumorais.

No leite, a caseína é a proteína em maior proporção, cerca de 80%. Essa proteína, assim como outros componentes do leite, é bastante inflamatória. Afeta a mucosa intestinal, que é produtora de hormônios como serotonina e enzimas digestivas, e a inflamação das suas vilosidades pode prejudicar as funções que esses hormônios e enzimas têm no organismo.

A vaca saudável da fazenda (caipira) produz a beta-caseína-A2, essa é boa para o organismo humano. Mas as indústrias alimentícias mudaram a genética da vaca quando mudaram totalmente sua alimentação e as fizeram produzir muito mais quantidade de leite do que o natural. Assim passou a produzir a beta-caseína-A1, que o organismo humano rejeita e, no trato gastrointestinal humano, tem como um de seus produtos finais um peptídeo bioativo, que foi relacionado a várias doenças: problemas coronarianos, alergia e diabetes mellitus tipo 1, entre outros. E mais: na digestão humana, ou no processamento industrial, a caseína libera análogos dos opiáceos chamados beta-casomorfina, que nos adultos é inibidora da serotonina, causando enxaqueca, insônia e até depressão.

Enfim, a caseína é uma proteína muito inflamatória.

Outra proteína encontrada no leite é a betalactoglobulina, que é ausente no leite materno. Ela pode desencadear alergia alimentar em alguns bebês e adultos. A betalactoglobulina não é digerida pelo organismo humano e, por isso, causa, naturalmente, uma inflamação na parede do intestino. Essa inflamação varia em diferentes graus, algumas pessoas sentem-se mal fisicamente e outras não.

Gordura do leite

A gordura do leite está presente na forma de pequenos glóbulos, suspensos na fase aquosa. Cada glóbulo é envolvido por uma camada formada por um componente da gordura denominado fosfolipídio. Essa camada forma uma membrana que impede a união de todos os glóbulos.

A maior parte da gordura do leite é constituída de triglicerídeos, que são formados por ácidos graxos ligados ao glicerol. A gordura do leite está presente em forma de pequenos glóbulos em suspensão na água. A fração de gordura do leite serve de veículo para as vitaminas lipossolúveis (A, D, E, K), colesterol e outras substâncias solúveis em gordura, como os carotenoides (provitamina A), que dão ao leite sua cor amarelo-creme.

A concentração de gordura no leite varia geralmente entre 3,5% e 5,3%, em razão de diferenças entre raças, estágio da lactação e de acordo com a alimentação dos animais.

Sais minerais e vitaminas do leite

O leite é uma importante fonte de vitaminas, algumas se associam com a gordura (A, D, E e K), enquanto outras se associam com a parte aquosa. Dentre as últimas, estão as do complexo B e a vitamina C. Mais de dez vitaminas diferentes do complexo B são encontradas no leite. Entretanto, com exceção da vitamina B2 (riboflavina), as outras são encontradas em quantidades pequenas. As vitaminas do complexo B são produzidas no estômago composto (rúmen) dos animais.

O leite é uma fonte importante de vitamina C (ácido ascórbico), mas esta é rapidamente oxidada na presença de cobre em um produto biologicamente inativo.[22]

Leite para a medicina chinesa

Na dietoterapia chinesa, o leite e seus derivados são considerados maléficos.

Para entendermos esse mecanismo, precisamos primeiro conhecer um princípio fundamental da nossa digestão, segundo a visão da medicina chinesa, que é a formação do que chamamos de mucosidade, que é um resíduo formado pelo mau funcionamento do estômago e do baço. Segundo a medicina chinesa, o estômago tem a função de preparar os alimentos que comemos para o aproveitamento energético e nutricional. Já o baço, transforma o que pode ser aproveitado pelo corpo em energia nutritiva que será utilizada, dentre outras funções, para a geração do sangue. Toda vez que o estômago e o baço entram num quadro de hipofuncionamento, ou seja, quando eles têm suas funções feitas numa velocidade mais lenta e com menos eficácia, começamos a ter a formação desse resíduo chamado de mucosidade.

Ela é considerada o pior dos fatores geradores de doenças que nosso corpo pode criar quando está em desarmonia. Isso porque esse resíduo pode se acumular de muitas maneiras, gerando inúmeras patologias. Pode se acumular em forma de muco propriamente dito, alojando-se no pulmão e gerando asma, bronquite, tosses crônicas e pigarro. Pode também se acumular em forma de gordura, gerando obesidade. Ou então em forma de retenção de líquidos, gerando edemas. Mais profundamente, pode alojar-se nas articulações, causando obstrução circulatória, dor e deformidade óssea, como na artrite reumatoide. Ou, ainda, esse resíduo pode gerar má-formação celular, sendo, dentro da medicina chinesa, sempre uma precondição para a geração de um tumor ou câncer.

A mucosidade pode permanecer nos vasos linfáticos, obstruindo a passagem de linfócitos e outras células do sistema imunológico, impedindo que elas cheguem até o local da inflamação ou do tumor para destruí-lo. Quanto mais mucosidade, mais chance de células tumorais se desenvolverem.

Dentre os alimentos mais comuns da alimentação ocidental, o leite e seus derivados formam a categoria que mais facilmente gera mucosidade. O leite de origem bovina é de muito difícil digestão para o nosso trato digestivo, favorecendo a formação desse resíduo. Já o leite materno é exatamente o oposto. Por ser próprio para a fisiologia humana, o bebê o digere rapidamente e com o máximo de aproveitamento nutricional e energético.

Os chineses de modo geral não ingerem leite e seus derivados. Leite de vaca, iogurte, sorvete e queijo são alimentos que ainda são raros na alimentação chinesa. Na verdade, eles chegam até a ter aversão a esse tipo de alimento. Mesmo com os bebês, os chineses não dão leite de vaca após o período de amamentação. Vários estudos epidemiológicos já foram realizados procurando entender o motivo que faz com que os índices de câncer de mama, de ovários, de próstata, de intestino, dentre outros, sejam muito menores na população chinesa do que na ocidental.

Em junho de 2022, foi publicado pela *BMC Medicine* o estudo "Expert reaction to study looking at dairy products and cancer incidence in Chinese adults", que analisou a reação de produtos lácteos nos adultos chineses. Observou-se menos doenças crônicas devido aos hábitos alimentares saudáveis que os chineses possuem, além de uma grande cultura que incentiva a atividade física regular em todas as idades.

ÁLCOOL

O álcool é uma substância psicoativa com propriedades que causam dependência, tem sido amplamente utilizado em muitas culturas durante os séculos. Seu uso nocivo tem um grande peso na carga de doenças, além de um ônus social e econômico para as sociedades. O álcool afeta as pessoas e as sociedades de muitas formas e seus efeitos são determinados pelo volume consumido, pelos padrões de consumo e, em raras ocasiões, pela qualidade do álcool.

O uso nocivo do álcool também pode resultar em danos a outras pessoas, como membros da família, amigos, colegas de trabalho ou estranhos. Além disso, o uso negativo de bebidas alcoólicas resulta em um fardo significativo em termos sociais, econômicos e de saúde.

O consumo da bebida é um fator causal em mais de duzentas doenças e lesões. Está associado ao risco de desenvolvimento de problemas de saúde, tais como distúrbios mentais e comportamentais, incluindo dependência, doenças não transmissíveis graves, como cirrose hepática, alguns tipos de câncer e doenças cardiovasculares, bem como lesões resultantes de violência e acidentes de trânsito.

Uma proporção significativa da carga de doenças atribuíveis ao consumo de álcool decorre de lesões intencionais e não intencionais, incluindo aquelas causadas por acidentes de trânsito, violência e suicídios. Lesões fatais relacionadas ao álcool tendem a ocorrer em grupos relativamente mais jovens.

As relações causais mais recentes são aquelas entre o uso nocivo de álcool e a incidência de doenças infecciosas, como a tuberculose e o HIV/aids. O consumo de álcool por mulheres grávidas pode causar síndrome fetal do álcool e complicações no parto prematuro.

Segundo o Instituto Nacional do Câncer (Inca-Governo Federal), bebidas alcoólicas não devem ser consumidas, pois favorecem o desenvolvimento de diversos tipos de câncer. O estudo publicado pelo Instituto Nacional do Câncer nos Estados Unidos, em 2009, "Alcohol and Cancer Risk Fact Sheet" ("Folheto informativo sobre álcool e risco de câncer"), mostra que consumir bebidas alcoólicas aumenta o risco de desenvolver diferentes tipos de câncer como de boca, faringe, laringe, esôfago, estômago, fígado, intestino (cólon e reto) e mama. Para a prevenção de câncer não há níveis seguros de ingestão. Essa recomendação serve para todas as bebidas alcoólicas. Além disso, a combinação de álcool com tabaco aumenta a possibilidade do surgimento desse grupo de doenças.

Segundo o Instituto Nacional do Câncer americano, em artigo publicado em 2017 pelos autores Anuradha Ratna e Pranoti Mandrekar, "Alcohol and Cancer: Mechanisms and therapies" ("Álcool e câncer: mecanismos e terapias"), o álcool pode provocar o aparecimento do câncer por diferentes mecanismos. Esses variam de acordo com o tipo de câncer associado. Os mecanismos envolvidos podem danificar diretamente o DNA das células, provocar estresse oxidativo que pode danificar os genes, facilitar a penetração de carcinogênicos ambientais nas células, alterar o metabolismo hormonal, provocar má nutrição, que torna os tecidos humanos mais sensíveis aos efeitos do álcool, entre outros menos frequentes.

É importante destacar que há uma evidente relação dose-resposta entre o consumo de bebidas alcoólicas e o risco de câncer. Ou seja, quanto maior a dose ingerida e o tempo de exposição, maior será a chance de desenvolver os tipos de cânceres já citados.

A medicina chinesa pode fazer uso de soluções alcoólicas para uso clínico em situações em que existam condições associadas à umidade-frio. Para isso, tem aplicações interna, com a ingestão de vinhos tônicos e também aplicações externas, na forma de diferentes elixires aplicados aos músculos e articulações.

Existem diferentes formas de bebidas alcoólicas segundo a medicina chinesa:

- cerveja
- vinho (tinto, branco)
- bebidas brancas mais fortes (como aguardente de arroz ou outras)
- e bebidas medicinais à base de álcool (como diferentes licores, elixires com ervas medicinais)

Segundo a teoria geral da medicina chinesa, consumir álcool gera no corpo uma tendência a acumular mais umidade e calor. Incapaz de metabolizar os alimentos e os líquidos, o organismo torna-se mais suscetível a acumular mais gordura e água, de formar mais edemas e cansar-se com mais facilidade.

O álcool é considerado de temperatura quente, o que significa que, energeticamente, beber em excesso aquece internamente o organismo, deixando-o mais seco, irritável e mais agitado.

Acho interessante neste ponto discriminar o efeito e as consequências dos diferentes tipos de bebidas alcoólicas.

Cerveja

Começando com a cerveja. Ela é energeticamente fria e refresca o excesso de calor. O sabor é considerado amargo e doce. E quanto mais amarga for a cerveja melhor é para o corpo e menos umidade se forma. Cerveja preta é melhor do que cerveja branca pelo seu sabor amargo mais pronunciado. Beber demasiada cerveja causa no organismo uma digestão lenta e intestinos mais soltos. Sobrecarrega muito o baço, os rins, o sistema digestório e todo o metabolismo de absorção e excreção de água. Temporariamente, beber uma a duas cervejas pequenas ativa a circulação, hidrata e estimula os rins. Porém, seu consumo não deve ser diário. No paciente com câncer, a cerveja deve ser eliminada da dieta, pois, além de criar calor e umidade, afeta diretamente o fígado, que já está sobrecarregado pelos medicamentos inerentes ao tratamento oncológico. Devemos lembrar que cerveja tem cevada e malte, que são glúten, por isso podem ser indigestas, formar flatulência e desconforto abdominal.

Vinho

O vinho tem uma natureza quente, sendo o vinho tinto "mais quente" que o branco. Na realidade, quando se bebe uma a duas taças de vinho tinto, as mãos e orelhas ficam logo mais quentes. Beber vinho ativa a circulação assim como também estimula uma melhor digestão depois de uma refeição mais gordurosa. Contém resveratrol, um poderoso antioxidante para as artérias. Para sentir os seus benefícios, seria preciso beber bastante vinho, por isso algumas pessoas preferem tomar suplementos.

Alguns tônicos e elixires com plantas chinesas têm como base diferentes vinhos doces, ácidos e amargos consoante as diferentes propriedades e indicações requeridas. Durante o uso da quimioterapia, até o vinho está contraindicado. O consumo saudável do vinho, numa população normal, seria de uma ou duas taças, duas vezes por semana? Mais ou menos, não há estudos definitivos sobre a dose ideal. Lembre-se: é importante tomar um gole de vinho e dois de água, nesta proporção seria o ideal.

Bebidas destiladas

Bebidas "espirituosas" como gin, vodca, whisky e tequila têm características bem diferentes e mais acentuadas que a cerveja e o vinho. Assim sendo, todas essas bebidas mais fortes são "muito quentes" (formam muito calor interno) e também mais umidade que rapidamente se acumula no organismo na forma de produtos tóxicos. Por isso, são contraindicadas nos pacientes em tratamento oncológico.

Em medicina chinesa, tudo o que é muito quente e úmido (muitas frituras, açúcares refinados, álcool) intoxica o fígado, gera uma grande sobrecarga, o que produz muito calor interno. Atenção na formação da esteatose hepática (gordura no fígado).

Toda vez que o fígado trabalha demais, após aquela noitada de bebida excessiva, vai gerar desidratação interna, a bile produzida dentro do fígado fica grossa, espessa, desidratada, difícil de fluir do fígado para o intestino; isso leva à ressaca clássica, com gosto amargo na boca, cabeça doendo, enjoo, sede. Por isso, lembro novamente, o consumo de qualquer tipo de bebida alcoólica deve ser feito com ingestão de água, concomitantemente, na proporção de 1 gole de álcool e dois goles de água, inclusive durante o consumo da cerveja. Seriam indicados chás na ressaca, como boldo, carqueja, dente-de-leão, pois são coleréticos (aumentam a produção de bile no fígado) e colagogos (fluidificam a bile), facilitando a limpeza do fígado.

Todas as bebidas alcoólicas movem a energia, deixam-nos mais bem-dispostos, relaxam, mas como em tudo — e na medicina chinesa também — devem ser consumidas em pouca quantidade; em demasia tornam-se prejudiciais, a virtude está no meio-termo.[23]

Bebidas destiladas são completamente contraindicadas no paciente oncológico.

GORDURAS

As gorduras são nutrientes essenciais para as diversas funções do organismo humano, podendo possuir, inclusive, papel benéfico em relação a enfermidades, mas seu consumo em excesso pode levar a possíveis danos à saúde.

Existem basicamente três tipos de gorduras: saturadas, insaturadas e trans. Sendo que o primeiro tipo, quando consumido em excesso, aumenta o risco de dislipidemia (erro no metabolismo das gorduras), promovendo aumento dos níveis de colesterol total e LDL (colesterol ruim), devendo, portanto, ser consumido com moderação. São gorduras encontradas principalmente em alimentos de origem animal, como carne, manteiga, queijos etc.

Já as gorduras insaturadas são divididas em dois grupos: monoinsaturadas e poli-insaturadas. São consideradas gorduras do bem, ajudam a controlar os níveis de colesterol, aumentando o HDL (colesterol bom) e diminuindo o LDL.

Por fim, as gorduras trans não possuem nível seguro de ingestão, por isso devem ser evitadas sempre que possível, pois elevam o LDL, podendo levar a inúmeras doenças cardíacas, como infarto e AVC. Está presente nos alimentos industrializados, margarinas, embutidos, processados, nos pacotinhos do supermercado. A redução do consumo desses alimentos pode proteger contra o aparecimento do câncer. Por isso, prefira alimentos integrais, adicione azeite de oliva às preparações, castanhas nos lanches ou nos alimentos; podem ajudar a prevenir diversas doenças, dentre elas o câncer.

Segundo um trabalho recente publicado em 2022 pela Livraria Nacional de Medicina nos Estados Unidos, "High-Fat diet as a Risk Factor for Breast Cancer: Meta Analysis" ["Dieta alta em gordura e fator de risco para câncer de mama"], existe um aumento da possibilidade de desenvolvimento de câncer de mama com o consumo de gordura saturada. Já foi comprovado que altas quantidades da substância chamada de 27-Hidroxicolesterol (27HC) — resultado da destruição do colesterol pelo fígado — se ligam aos receptores de estrógeno, provocando um crescimento rápido das células tumorais na mama.

Outro problema do consumo de alimentos gordurosos é a digestão, que é mais lenta, ou seja, a gordura demora mais para ser eliminada do estômago.

A gordura representa apenas 30% da alimentação para uma dieta balanceada. Desses 30%, apenas 7% deve ser gordura saturada. Grande parte deve ser de gordura de origem vegetal, que é a menos prejudicial. Por isso, saber qual a quantidade de cada alimento ajuda a se manter dentro da dieta saudável.

Todas as carnes processadas, como linguiças, salsichas, mortadela, presunto, peito de peru industrializados, salames, lombinho não têm ferro e têm poucas vitaminas. Elas têm muito sal, conservantes e gordura e, por isso, não devem ser consumidas na prevenção do câncer e no tratamento de pacientes oncológicos.

É importante lembrar também que, durante um dia inteiro, uma pessoa irá ingerir outras gorduras que, somadas à mortadela, por exemplo, ultrapassam o consumo recomendado.

As gorduras trans, que também se chamam gordura vegetal hidrogenada, são as mais prejudiciais à saúde. Esse tipo de gordura aumenta o colesterol total e o colesterol "ruim". A longo prazo, as consequências desse consumo serão o aparecimento de doenças como infarto, derrame cerebral e câncer.

Os apelos diários em mídias sociais, que estimulam o consumo de diversos tipos de alimentos industrializados, programas de culinária, nem sempre com receitas saudáveis, são "tentações" ao consumo excessivo desde a infância. O paciente oncológico terá que criar uma outra ideia de alimentação, que favoreça a desintoxicação do corpo, sem perder os índices nutritivos diários necessários. Isso é de fundamental importância no sucesso do tratamento. A quimioterapia é processada no fígado, eliminada pelos rins, então, quanto melhor o funcionamento desses filtros, melhor será a eliminação dos resíduos químicos. Isso vai melhorar a acidez do corpo, isto é, o PH sanguíneo tenderá a ficar alcalino (que é o ideal), diminuirão os radicais livres circulantes e provocará menos processo inflamatório e tumoral.

A dieta ideal deve ser fresca, natural, produzida em casa; volte aos hábitos antigos de alimentação saudável e viva.

CAPÍTULO 10

NOVA MEDICINA GERMÂNICA

AS CINCO LEIS BIOLÓGICAS DO CÂNCER

A nova medicina germânica é uma ciência rigorosa baseada em cinco leis da natureza, de cunho estritamente científico. Foi idealizada pelo médico oncologista alemão Dr. Ryke Geerd Hamer.

Em 1978, um príncipe italiano, num iate nos arredores da ilha de Cavallo, na França, atirou em outro iate próximo, com o Dr. Hamer e outros médicos a passeio e, por engano, atingiu e feriu o filho do Dr. Hamer, o jovem de apenas 17 anos Dirk Hamer, enquanto dormia no beliche. Após três meses, Dirk morre e, após esse choque, passados mais dois meses, Dr. Hamer desenvolveu câncer no testículo. Imediatamente ele desconfiou que houvesse uma correlação direta do trauma com a origem do tumor. Ele se curou e passou a pesquisar na sua clínica, na Alemanha, as causas emocionais dos diversos tipos de tumores em seus pacientes. Pesquisava suas histórias de vida e costumes, antes do aparecimento dos tumores. Com exames de tomografia no cérebro desses pacientes, começou a perceber círculos concêntricos (focos de Hamer), nos locais correspondentes ao local do tumor no corpo.

O Dr. Hamer percebeu algo revolucionário dentro da medicina; ele comprovou a ligação da psique, com o cérebro e com o corpo, após o trauma ou conflito emocional dos pacientes com câncer. Quando há um choque emocional de caráter inesperado, em que a pessoa é pega totalmente desprevenida, nós humanos podemos adoecer gravemente. Entendeu que o que chamamos de doença é, na verdade, uma resposta biológica especial da natureza para uma situação incomum, inesperada.

Quando a situação que originou o choque é resolvida, o corpo humano entra na fase de cura, na qual a maioria dos sintomas é manifestada e depois ele retorna à normalidade.

A vida do Dr. Hamer foi marcada por um turbilhão de eventos, inclusive seu trabalho foi apresentado na Universidade da Alemanha, onde era professor e, sem ao menos testarem e comprovarem sua hipótese, ela foi negada pelos colegas acadêmicos.

Em 1981, com sua descoberta, ele criou a Nova Medicina Germânica Heilkunde. Ao longo de anos, fez incessantes pesquisas e publicou vários livros, até sua morte em 2 de julho de 2017, aos 82 anos de idade.

Para se ter uma visão funcional das chamadas cinco leis de Hamer, é preciso saber que elas perfazem um raciocínio que parte de conceitos específicos para um conceito geral. Essa é uma forma de ter uma compreensão de aspecto prático e funcional dos paradigmas presentes nessa ciência. Esses novos conceitos vão ficar claros para o leitor logo em seguida.

AS 5 LEIS BIOLÓGICAS DO DR. HAMER

As 5 leis biológicas do Dr. Hamer mostram um mapa da conexão entre o psiquismo, o cérebro e os órgãos. Cada pessoa tem um caminho único, no qual é possível visualizar a biologia e o mover-se segundo as leis da natureza.

Pessoalmente, tomei conhecimento da nova medicina germânica em 2005, quando fiz um curso sobre o assunto e, a partir daí, comecei a questionar mais profundamente os conflitos e traumas de todos os meus pacientes. Sempre pergunto o que aconteceu meses antes de o tumor ser diagnosticado. Quais são as lembranças emocionais de aborrecimentos, notícias e conflitos que aconteceram cerca de um a dois anos antes de o tumor surgir? Quase todos lembram-se e começam a chorar, e sentem-se aliviados em contar. É libertador esse momento da consulta.

Mas vamos às leis.

1 – LEI FÉRREA DO CÂNCER

Esse é o momento do processo em que o cérebro envia sinais para o órgão do corpo que melhor se adapta à resposta adequada ao evento traumático, havendo sempre uma correlação direta entre o tecido presente na área do cérebro, que envia o sinal, e o órgão, segmento ou função associada. A chamada lei férrea estabelece a simultaneidade de percepção da psique, da área de comando cerebral e do órgão onde se dispara a chamada síndrome de Hamer. A resposta biológica especial desencadeada no organismo traz sinais e sintomas que evidenciam que o evento traumático em si, muitas vezes, é menos importante do que a percepção subjetiva da pessoa em relação a ele.

O conteúdo do conflito e como é experimentado determinam se causará um processo cancerígeno ou câncer-equivalente (doença autoimune por exemplo).

Durante a anamnese, deve-se conhecer o conflito/trauma: quando foi? Que conflito se estabeleceu? O que o paciente viveu, sentiu e pensou naquele momento e depois, com os dias e meses? Houve a resolução do conflito? Esses são aspectos fundamentais para o tratamento. A recaída do conflito só pode ser evitada quando se conhece com precisão o trauma.

O trauma é uma experiência vivida em um dia, hora e lugar, altamente aguda, dramática, inesperada e em isolamento que afeta a PSIQUE, o ENCÉFALO e o ÓRGÃO simultaneamente.

No instante do trauma, desenham-se no cérebro círculos concêntricos, nos lugares equivalentes aos órgãos que serão afetados futuramente no corpo físico (deslocamento de neurônios e expansão da glia). Assim, no momento de um CONFLITO inesperado, um choque impacta uma área específica do cérebro, que emite um sinal bioquímico para as células do corpo. A natureza do conflito e como o percebemos determina qual será a parte do cérebro afetada.

O trauma se origina de uma experiência de choque imprevista que faz acontecer um conflito biológico de modo instantâneo. O conflito determina, naquele indivíduo, por qual via irá se estabelecer o conflito biológico, exatamente em qual área do corpo.

O conflito deve ser percebido e resolvido em até nove meses. Quando não resolvidos podem gerar diferenciação celular e originar o câncer; quando repetido tempos depois, mesmo sendo com outras pessoas, pode ocasionar a recidiva do câncer e as futuras metástases.

Tenho abordado o trauma com meus pacientes, tento mostrar o conflito envolvido e incentivo sessões de psicoterapia, terapias energéticas das mais diversas, como microfisioterapia, terapia craniossacral, ThetaHealing, constelação familiar, tudo o que possa desenvolver mais o autoconhecimento. Isso é fundamental no processo de cura dos tumores.

2 – LEI DAS DUAS FASES DE TODAS AS ENFERMIDADES

Aqui se apresenta o desenvolvimento bifásico das doenças, que parte da chamada normotonia (estado normal de saúde), quando ela é interrompida pelo início da ocorrência do conflito. Nesse momento, toma lugar a simpaticotonia, que caracteriza a fase ativa do conflito biológico até sua solução. A partir daí, inicia-se então a fase de pós-conflito, também conhecida como fase de cura. Esta, por sua vez, é subdividida em duas subfases, que são separadas por uma epícrise, momento em que o organismo volta a experimentar o estado de simpaticotonia, com a ocorrência do ápice das manifestações clínicas. Com base nessa lei biológica, é possível identificar como se dá a evolução do processo natural que envolve toda a expressão da resposta de saúde do corpo, que é composta por algumas fases a que, por desconhecimento, costumamos dar o nome de "doença".

Existem duas fases pós-trauma:

A primeira fase

Um conflito ativo pode durar meses ou anos. Nesta fase, chamada FASE FRIA, o Sistema Nervoso Simpático prevalece, com sintomas de alta de adrenalina como:

- vasoconstrição
- extremidades frias
- pele fria, pressão alta
- preocupação constante com o conflito
- olhar fixo
- perda do apetite — emagrecimento
- insônia — despertar às três horas da manhã pensando no problema e até mesmo não dormir

LUTA E FUGA

No encéfalo, neste momento, desenham-se os círculos concêntricos.

A segunda fase

Conflito resolvido. Nesta fase, chamada FASE QUENTE, o Sistema Nervoso Parassimpático prevalece (vagotonia). Os sintomas são de:

- extremidades quentes
- retorno do apetite
- regularização da pressão arterial
- febre
- dificuldade de dormir até as três horas da manhã ou excesso de sono
- transpiração intensa
- fraqueza
- pensamento compulsivo não está mais presente e os pacientes se sentem bem
- edema em torno do foco cerebral (chamado foco de Hamer), devido a edema intenso nos túbulos coletores renais e no órgão afetado se for maciço

Em geral, é aqui que o paciente procura o médico. Em seguida, ondas de "infecções" se manifestam.

Crise epileptoide (ocorre entre as fases 1 e 2)

Quando acontece o pico epileptoide, ocorre novamente simpaticotonia em todos os níveis. É como se o conflito agudo tivesse voltado, mas logo passa.

O paciente revive o trauma psiquicamente, e isso leva a alterações hormonais como tiroxina, acth, cortisol e adrenalina elevados.

Fase de muita diurese, intestino preso totalmente (íleo paralítico). Pode ocorrer infarto cardíaco, enxaquecas, carcinoma intestinal e uterino sangrante, hemiplegia, asma, deslocamento de retina, perda de consciência e espasmos tônico-clônicos, como crises epilépticas.

Após a crise epileptoide, o organismo volta a ficar quente, a digestão melhora, pode haver eliminação de sangue e água gradualmente, recuperação da musculatura estriada, recuperação do tecido necrótico ou ulcerado no órgão através do tecido cicatricial.

O grau de manifestação da doença depende do tamanho da massa da lesão no órgão, do tamanho do foco no encéfalo e da duração do conflito, que será tanto pior quando passar de nove meses.

3 – LEI DO SISTEMA ONTOGENÉTICO DE TODAS AS ENFERMIDADES

Essa lei revoluciona os métodos de diagnóstico, no sentido de que estabelece a relação de cada sistema de resposta biológica do corpo com a origem embrionária dos tecidos envolvidos e sua inervação, ou seja, áreas de comando numa fisiologia especial.

O tipo de alteração fisiológica que será experimentado pelo organismo — se haverá aumento das funções com proliferação celular ou redução das funções com necrose tecidual — depende da origem embrionária dos tecidos envolvidos, os quais, por sua vez, estão relacionados à área do cérebro que enviou o sinal de desencadeamento do programa biológico com sentido específico. Sendo assim, o sintoma experimentado pelo paciente possibilita identificar o tecido envolvido, sendo que cada tecido, de acordo com sua origem embrionária, está relacionado a uma função específica com comportamento específico.

Essa terceira lei, que apresenta a ontogênese (refere-se ao desenvolvimento dos tecidos, dos folhetos embrionários), possibilita também uma recapitulação da filogênese (evolução das espécies). O endoderma, mesoderma e ectoderma trazem a evolução desde os seres unicelulares mais rudimentares de ambiente marinho até o ser humano com sua complexidade, que envolve os sentidos, a comunicação, a sociabilidade e diversas outras características evolutivas.

O conteúdo do conflito no sentido de como é experienciado determina a parte do encéfalo afetada.

Vamos lembrar aqui um pouco da embriogênese do feto, aquele período após a fecundação do óvulo, a formação e o desenvolvimento do embrião.

Folhetos embrionários ou folhetos germinativos (ectoderma, endoderma e mesoderma) são as primeiras camadas de células que dão origem aos órgãos e tecidos dos seres vivos. Surgem na fase de embrião, mais precisamente durante a gastrulação, ou seja, entre a terceira e oitava semanas de gestação no caso dos humanos. Para quem tiver interesse, sugiro o livro clássico de embriologia: *Langman: embriologia médica*, de T.W. Sadler; lá são descritos todos os folhetos embrionários e o completo desenvolvimento do feto. É muito interessante e elucida o milagre da vida. Quantos traumas são recebidos quando ainda estamos no ventre materno, e no que isso, de fato, poderá interferir no desenvolvimento de doenças na idade adulta?

Na sequência, no processo da organogênese, são formados os órgãos.

Ectoderma

É a camada das células que se localiza mais no exterior. Ela é a responsável pela formação da epiderme e anexos epidérmicos (unha, pelo), do sistema nervoso e das cavidades (boca, nariz, ânus). Nos animais, deu origem aos mamíferos, inclusive aos seres humanos. O córtex cerebral é derivado do ectoderma, que originou os lobos cerebrais: frontal, parietal, temporal e occipital. É aqui que recebemos e elaboramos nossos sentimentos.

Mesoderma antigo e novo

É o folheto intermediário, ou seja, aquele que se localiza entre o ectoderma e o endoderma. O mesoderma origina a derme, os ossos e os músculos, bem como os sistemas circulatório e reprodutor.

Nos animais, o mesoderma antigo deu origem aos anfíbios (sapo). Este mesoderma dá origem ao cerebelo. Aqui a necessidade é de proteção e de equilíbrio. É o sapinho verdinho, escondido debaixo da folha, camuflado.

O mesoderma novo nos animais deu origem aos répteis (jacaré). O mesoderma novo dá origem à medula cerebral. Neste caso, são questões emocionais de adaptação ao ambiente e desqualificação, exatamente o comportamento do jacaré, que vive na água e às vezes sai, e se sente desqualificado, agindo na defensiva, e, se ameaçado, reage forte e volta para água.

Endoderma

Localizada mais no interior das células, é a endoderme que forma o sistema respiratório e alguns órgãos do sistema digestório: fígado e pâncreas.

O endoderma deu origem ao tronco cerebral. Aqui a questão é a sobrevivência, nos animais é o tecido que dá origem ao peixe, a questão do peixe é comer e fugir do predador, é uma questão forte de sobrevivência.

Paramos aqui para pensar em nossos conflitos e traumas, como eles se dão, o que sentimos e pensamos, como estamos nos comportando ao longo de tantos anos. Olhar para si e perceber quais são seus sintomas e como isso se relaciona com seu emocional.

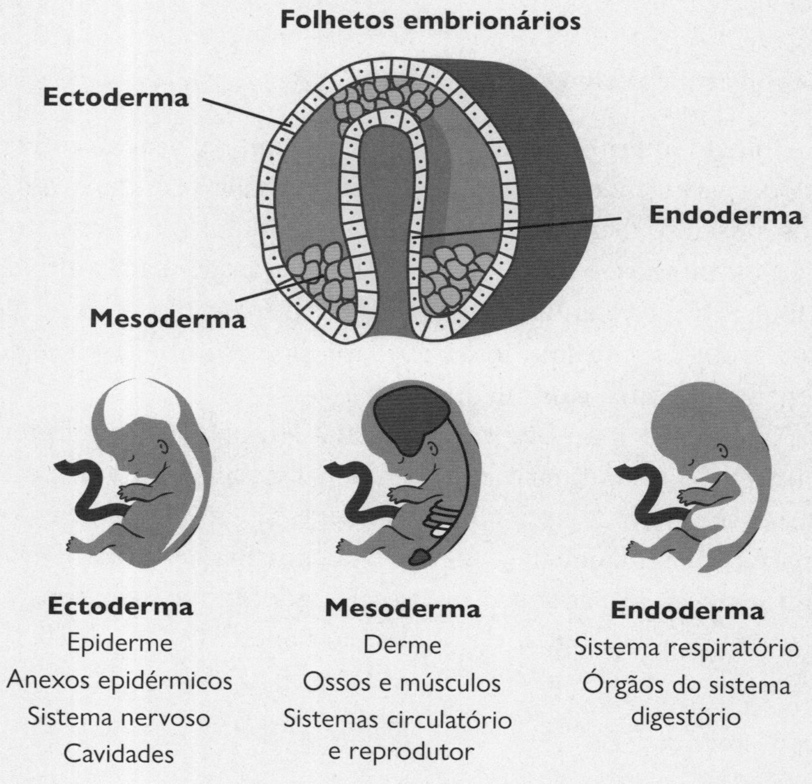

Figura 5: gráfico ilustrativo dos folhetos embrionários na fase de gestação e a quais órgãos cada um deles dá origem.

Fonte: *Wissenschaftliche Tabelle der Germanischen Neuen Medizin*, Dr. Ryke Geerd Hamer.

A Figura 6 demonstra a relação de estruturas orgânicas, com suas origens embriológicas e os devidos tipos de traumas emocionais que levam ao câncer.

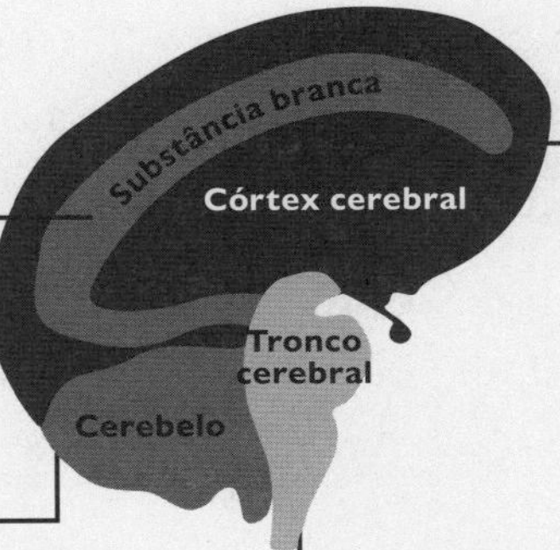

ADAPTAÇÃO AO AMBIENTE / DESQUALIFICAÇÃO
MESODERMA NOVO
Relê na Substância Branca
Glia, tecido adiposo, tecido conjuntivo e cartilaginoso, ossos, tendões, dentina, gânglios e vasos linfáticos, baço, artérias e veias, paredes do coração, músculos lisos e estriados, parênquima renal, córtex das suprarrenais, parênquima dos ovários, parênquima dos testículos.

NECESSIDADE DE PROTEÇÃO E EQUILÍBRIO
MESODERMA ANTIGO
Relê no Cerebelo
Pericárdio, peritônio, pleura, derma – glândulas sebáceas, glândulas sudoríparas, melanócitos, córion – tecido glandular de secreção epiplon.

PROBLEMAS DE RELACIONAMENTO
ECTODERMA
Relê no Córtex Cerebral
Sistema Nervoso Central, retina, corpo vítreo, rede de nervos sensíveis no periósteo, mucosas com revestimento de epitélio plano (boca, nariz, laringe, brônquio, condutos biliares e pancreáticos, reto, uretra, colo do útero, íntima das artérias e veias coronárias, bexiga), conduto de saída da tireoide e paratireoides, condutos gástricos, conduto de saída das glândulas sublinguais, conduto de saída do arco branquial, musculatura da laringe, centro motor da linguagem, musculatura branquial, esôfago, 2/3 superiores, pequena curvatura do estômago, bulbo duodenal, pélvis renal.

SOBREVIVÊNCIA
ENDODERMA
Relê do Tronco Cerebral
Hipófise, glândulas lacrimais, plexo coroide nos olhos, palato, amídala, submucosa bucal, glândulas salivares, ouvido médio, núcleo do nervo acústico, faringe, alvéolos pulmonares, parênquima da tireoide e paratireoides, 1/3 inferior do esôfago, estômago, duodeno, umbigo, túbulos coletores renais, parede da bexiga, mucosa do corpo do útero, mucosa da tuba uterina, próstata, ovócitos, prepúcio do pênis com as glândulas.

Figura 6: apresenta um corte sagital do cérebro e suas estruturas. Observe a origem embriológica de cada parte do cérebro e quais órgãos humanos são originados de determinado tecido. Em paralelo, na evolução animal, observa-se a origem embriológica de cada espécie. Há uma correlação com o tipo de trauma emocional que pode vir a atingir determinada estrutura do corpo humano.

4 – LEI DO SISTEMA ONTOGENÉTICO DOS MICRORGANISMOS

Essa lei revela qual a participação dos micróbios (fungos, bactérias e vírus) nos processos que chamamos "doenças". Essa lei explica que, na verdade, os micróbios não são os causadores dos sintomas, como muitos imaginam, mas apenas sarticipam do processo.

A confusão se dá porque, ao fazer um estudo, muitas vezes é possível encontrar bactérias, vírus ou fungos no momento em que os sinais no nosso organismo aparecem, mas não são eles que provocam as "doenças". A quarta lei mostra que vírus e bactérias se proliferam sensatamente apenas depois da solução da situação conflitual e ajudam o tecido a reparar melhor as lesões geradas durante a fase ativa.

Os micróbios estão ali porque são simbióticos a um determinado tecido (órgão) e à área cerebral que o controla. Essa lei nos permite observar quais microrganismos estão relacionados com cada tecido em nosso corpo.

De acordo com essa lei, os micróbios não atuam de forma independente, mas simbiótica e sensatamente controlada pelo cérebro, com função específica e precisa em relação aos tecidos. Na nova medicina germânica, a ontogênese dos micróbios apresenta-se de forma bem diferente daquela trazida por Pasteur na identificação e associação dos micróbios com infectividade, contaminação e causalidade de doenças.

Relação entre
CÉREBRO - FOLHA EMBRIONÁRIA - MICRÓBIOS

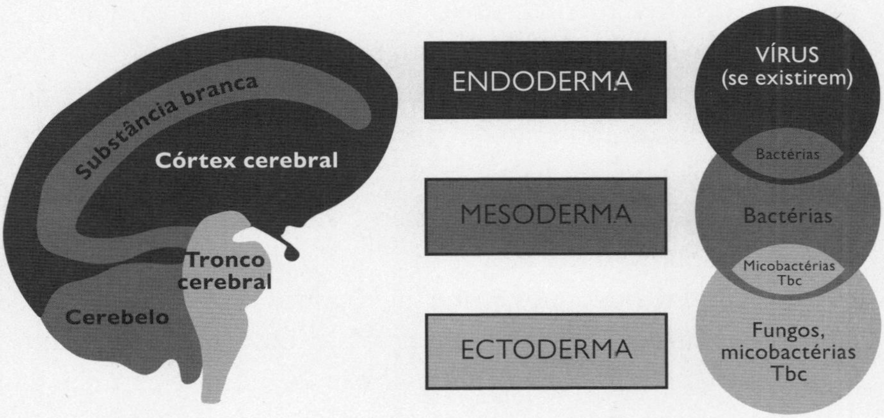

Figura 7: nesta imagem, há a correlação da estrutura cerebral (à esquerda), com a origem embrionária (centro) e que tipo de infecção viral, bacteriana ou fúngica pode acometer o tecido no fim do seu processo de cura. Por exemplo: fungos e o *Mycobacterium tuberculosis* podem acometer os tecidos derivados do endoderma e do mesoderma antigo. *Mycobacterium tuberculosis* e bactérias podem acometer os tecidos derivados do mesoderma antigo e novo. Vírus e bactérias podem acometer os tecidos derivados do ectoderma, presente nos mamíferos.

Fonte: *Wissenschaftliche tabelle der Germanischen Neuen Medizin*, Dr. Ryke Geerd Hamer.

5 – LEI DA QUINTESSÊNCIA

A quinta lei biológica, chamada também de Quintessência pelo Dr. Hamer, é um fio condutor que explica o porquê do funcionamento das outras quatro leis, fazendo um arremate para elas.

Segundo a quinta lei, tudo na natureza está em simbiose, não existe nada que seja "maligno" ou "benigno". E nós, seres humanos e animais, fazemos parte dessa natureza e estamos sob suas regras.

Dessa forma, em todos os processos, o nosso corpo está apenas sobrevivendo e evoluindo. É um aprendizado programado para buscar nossa capacidade de adaptação para sobreviver. É o reconhecimento de que a natureza é perfeita. Faz todo sentido, não?

Segundo essa lei, todos os programas da natureza são sensatos e sempre têm um sentido, sendo que a doença é parte de um processo com intenção de preservação da vida. A chamada quintessência tem como característica a transcendência, que se expressa como evolução, presunção e adaptação para aprimoramento e sobrevivência.[24]

Esse método possibilita, principalmente, trazer ao paciente o conhecimento sobre seu próprio estado, dando a ele a oportunidade de atuar como sujeito no seu processo de forma consciente.

As leis biológicas de Hamer não são uma terapia ou método de cura. Elas servem para compreensão e discernimento, uma vez que a cura é um processo inerente à própria natureza.

A medicina germânica do Dr. Hamer mostra que o problema não é exatamente o que acontece com cada um de nós. Nem tampouco que a natureza e o nosso corpo são falhos. A questão está na nossa dificuldade para aceitar e mudar. A resistência aos fatos gera grandes tensões. E, em geral, temos dificuldade de mudar, isto é, de nos afastarmos daquilo que nos causa dano e nos mantém em estado de alerta. E a nossa biologia não mente. Não adianta dizer que superamos determinado problema, se no fundo ainda o alimentamos. Certamente, em algum momento, nosso organismo vai revelar a verdade.

Segundo o pai da psicanálise, Sigmund Freud, no seu livro *Recordar, repetir e elaborar*, "os traumas são vividos e são muitas vezes reprimidos ou guardados na nossa mente inconsciente. Seria um mecanismo de defesa, para continuarmos vivendo". Os traumas do passado reaparecem na clínica por meio da repetição, e o processo terapêutico pode ajudar o paciente a elaborar essas experiências, ressignificando-as.

Temos uma vida psíquica povoada de pensamentos eficientes, embora inconscientes, de onde se originam os sintomas. Freud localiza o inconsciente não como um lugar anatômico, mas um lugar psíquico, com conteúdo, mecanismos e uma energia específica.

O inconsciente é um "reservatório" de sentimentos, pensamentos, impulsos e memórias que estão fora da percepção consciente.

Por isso, a importância de acompanhamento psicoterápico de todos os pacientes portadores de câncer, mesmo aqueles curados. A repetição de sentimentos traumáticos inconscientes, mesmo que esse trauma aconteça com outras pessoas ou situações diferentes, pode determinar o retorno do câncer. Devemos todos observar nossos sentimentos, emoções e tentar relacioná-los com nossos sintomas físicos somatizados. Desenvolver autoconhecimento é fundamental para a saúde física e psíquica.

Mas, então, como o conhecimento das 5 Leis nos auxilia?

Bom, ao conhecê-las e estudá-las mais profundamente, somos chamados para estar mais perto do nosso "sentir" verdadeiro, mais atentos àquilo que realmente importa para cada um de nós, seres únicos neste mundo, formados a partir de vivências e experiências únicas. Compreender aquilo que para nós é importante, necessário ou perigoso é o primeiro passo para nos respeitarmos, nos acolhermos e nos aceitarmos como somos, mudando quando for preciso, mas com compreensão e amor.

O relato de um caso ilustra o trauma de desqualificação com a ocorrência de mieloma múltiplo, que é um tumor medular, e como o tratamento homeopático, psicoterapêutico e alopático, juntos, estão trazendo uma sobrevivência com qualidade de vida há nove anos.

ALTO PREÇO DO SUCESSO

RENATO, 63 ANOS

Ele e sua família são meus pacientes desde 2010. Renato é engenheiro, bem-sucedido, casado e com dois filhos, sofre estresse contínuo, é nervoso, ansioso, trabalhou com um pai centralizador por muitos anos, até que o pai desenvolveu Alzheimer, faleceu, a empresa fechou. A partir desse momento, Renato passou a ser autônomo, trabalha de doze a catorze horas por dia. Quer tirar férias e não consegue, sente-se muito cansado. Insônias constantes, memória fraca, vertigem, dificuldade de concentração. Parou de nadar, não dá mais tempo.

Nas consultas posteriores, vinha menos estressado, mas ainda trabalhando muito, com mais vitalidade, porém há momentos em que a energia cai repentinamente. Com altos e baixos, os anos foram passando até que, em 2013, resolveu fechar a empresa; não aguentava mais, muita preocupação, muito estresse, febre e diarreias constantes, ficava toda hora doente, com amigdalites, sinusites. Em 2014, após uma pneumonia, veio o diagnóstico de mieloma múltiplo, um câncer sanguíneo, com invasão da medula óssea.

Em junho de 2014, foi nossa primeira consulta já com o diagnóstico definido. Veio abatido, completamente desmotivado, questionando o porquê da doença, nervoso. Conversamos muito sobre autodesqualificação: sou suficiente? Sou competente? Do que adiantou todo o esforço? Em seguida, iniciaria dezesseis sessões de quimioterapia. Novamente recomendei os dois imunomoduladores 1 e 8, em doses bem frequentes durante o dia todo. Fitoterapia chinesa, psicoterapia e homeopatia para o emocional. Tentei fazê-lo sentir-se capaz, existia ali um trauma antigo de infância, que era agradar e ser aprovado pelo pai cobrador, já falecido.

Em outubro de 2014, Renato evoluiu mal, sem melhora e com quadro de infecções recorrentes. O hematologista sugeriu autotransplante.

Tem que haver nesse momento a interrupção dos imunomoduladores antes do transplante, pois o protocolo é zerar completamente a medula óssea com quimioterapia forte, para depois transplantar a medula novamente. Só volto a usar os imunomoduladores após a "pega" da medula, isto é, quando a medula começa a produzir novamente células normais, após pelo menos dois meses. Temos que lembrar que os imunomoduladores homeopáticos estimulam a medula a produzir células normais, desse modo é importante suspender antes do transplante medular, depois volta-se com doses menores. Fui aprendendo todas essas condutas ao longo dos anos com os seguimentos dos pacientes, conversando e estudando com oncologistas.

Ele implantou a medula e não teve sucesso a princípio, manteve-se internado, isolado, e a proliferação de novas células sadias iniciou mais tardiamente, com 21 dias. Recebeu alta, conversamos ao telefone, estava bem. Infelizmente, cem dias se passaram, e a nova biópsia de medula, já em 2015, mostrava ainda células doentes. Já era julho de 2015 quando conversamos em consulta seriamente, e prescrevi altas doses dos imunomoduladores 1 e 8. Outros fitoterápicos. A psicoterapia estava chegando agora no cerne do emocional, a dor na alma sendo curada, muita briga interior, resistência em receber afeto e olhar para fora, para a família. Mas estava tudo caminhando melhor. Ia sair dessa.

Em 2016, houve mudança de protocolo com a hematologista. O tempo todo mantivemos o uso dos imunomoduladores homeopáticos. Com o tempo, no ano seguinte, paciente com efeitos colaterais da quimioterapia mostrou toxicidade para o coração. Da minha parte, procurei manter o estímulo ao uso dos imunomoduladores o tempo todo e ia mudando os fitoterápicos chineses. Os médicos ficaram surpresos com a resistência máxima dele, em não pegar pneumonias nem gripes. Lidava o tempo todo com as toxinas do tratamento convencional. Só em meados de 2019 suspenderam a quimioterapia devido ao grave quadro cardíaco que se desenvolvia, mas também foi o momento em que a medula começou a produzir as células sadias. Em outras palavras, ele foi ao limite do corpo, e só chegou ali devido ao intenso trabalho de suporte que foi dado com o tratamento natural proposto pela homeopatia e medicina chinesa.

Desde 2020, está fazendo tratamento com lenalidomida e os imunomoduladores. Em 2023, foram introduzidos medicamentos modernos na área de imunologia, mas mesmo assim, até 2025, mantém-se fiel ao tratamento homeopático. Hoje está aposentado, mantém um trabalho leve, ocasional, sem nenhum tipo de estresse e vive bem com a família, dentro dos recursos já armazenados durante toda a vida de trabalho. A retomada da vida, a crença em sua capacidade como profissional, como esposo e pai fizeram toda a diferença no seu processo de cura. Voltou a nadar, fazer academia, recuperou peso, tem ótima qualidade de vida. O depoimento do Renato está no começo do livro.

CAPÍTULO 11

RELAÇÃO DE TRAUMAS OU CONFLITOS EMOCIONAIS COM A OCORRÊNCIA DE CÂNCER, SEGUNDO A MEDICINA GERMÂNICA

Vamos explorar os tipos de trauma e conflito emocional que estão subjacentes ao aparecimento do tumor ou da doença crônica autoimune. O interrogatório do paciente pode ir ao passado recente, cerca de nove a dezoito meses antes, ou até mais longínquo, conforme o caso. O que aconteceu? Qual era sua fase de vida? Houve alguma briga, decepção, discussão? Recebeu alguma notícia que o pegou desprevenido? Como você se sentiu, como elaborou ou não o fato? É como se fôssemos descascando uma cebola juntos, camada por camada, até chegarmos ao conflito original, um acontecimento que ocorreu num passado ainda mais distante, como na primeira infância. Situações passadas podem ser revividas em situações novas, mas o sentimento é igual, e a pessoa sofre novamente da mesma forma. Várias situações são relembradas e sempre com muita emoção.

Durante todos esses 27 anos abordando os pacientes graves em consultório, vejo muitos chorarem ao relembrar os acontecimentos traumáticos. Devemos acolhê-los, mostrar novos caminhos, como podem lidar com a situação traumática do passado, como podem superar o sentimento e curarem-se do câncer de forma definitiva.

Alguns conflitos emocionais são comuns em tipos específicos de câncer, é curioso e intrigante, faz todo o sentido o estudo do Dr. Hamer. Vamos juntos, um a um, a cada tipo de câncer.[25,26]

CÂNCER DE MAMA

Existem, principalmente, dois tipos de câncer de mama, mais frequentes: o de ducto mamário e o da glândula mamária.

Câncer de ducto mamário, por onde escorre o leite materno, é o mais frequente e este tecido ductal é derivado do folheto ectodérmico, que forma o córtex cerebral. São mulheres que vivem conflito de separação como se "o ente querido tivesse sido arrancado do seu seio". Conflitos de separação como um divórcio inesperado, rompimento de um relacionamento com parceiro, com um filho, com um dos pais ou com um amigo, ou quando a pessoa amada ou um animal de estimação morrem. O simbolismo do ducto de leite também pode corresponder ao "ninho" de uma mulher, portanto uma separação de uma casa. Há casos de câncer de mama relacionados à angústia de querer se separar de um cônjuge, por exemplo, devido a uma traição, ou até mulheres que sofrem com abusos morais e físicos, envolvidas em brigas constantes.

A lateralidade do tumor, se mama direita ou esquerda, é importante no diagnóstico da origem do conflito que levou ao câncer.

Exemplo:

- câncer da mama esquerda (em mulher destra) tem a ver com os filhos reais ou simbólicos, como um negócio ou um pet. Também pode significar um conflito com a própria mãe.
- câncer da mama direita (em mulher destra) tem a ver com sentimento de proteção do macho, muitas vezes relacionado a maus-tratos que podem ser reais ou imaginários, ou lembranças do passado, com conflitos de longa duração. Este lado pode estar relacionado com conflitos de relacionamento com quaisquer pessoas que não sejam os próprios filhos ou a mãe.

Na mulher sinistra (canhota), invertem-se os lados.

Câncer glandular da mama: é o segundo mais frequente, derivado do mesoderma antigo — que forma o cerebelo. A mulher está envolvida com preocupação excessiva com o ente querido ou com o "ninho" que seria a casa. É aquela mulher que "dá o peito demais" e que esquece de si. Discussões dela própria com o ente querido ou de membros da família entre si a preocupam demais. Necessita sentir-se protegida para depois proteger seu filho. A lateralidade direita ou esquerda tem a mesma origem do tumor ductal da mama, descrito anteriormente.

CÂNCER DA PRÓSTATA

São dois tipos: glandular e ductal.

Câncer envolvendo a glândula prostática: derivado do endoderma — tronco cerebral. Conflito de procriação quando é incapaz de gerar filhos, porque é infértil ou por disfunção erétil, ou por ter feito uma vasectomia anteriormente. Também pode acontecer o câncer da glândula prostática, quando ocorre infertilidade do homem ou até mesmo da mulher parceira. A próstata pode estar relacionada a conflitos de acasalamento, isto é, ser rejeitado sexualmente pela parceira, não ter permissão para acasalar, sente-se inferiorizado, sentimento de ser sexualmente indesejado. Um exemplo: um homem de mais de 60 anos em relacionamento com uma mulher de 20 ou 30 anos, sente-se incapaz de satisfazê-la.

Outro tipo de conflito é ser dominado, controlado ou humilhado por uma mulher. Divórcio difícil, brigas por custódia dos filhos, abuso emocional ou financeiro podem também ser causas de conflitos. O pensamento de "conflito feio com uma mulher", algo sujo ou feito às escondidas, gera culpa e pode desencadear o câncer. No sentido amplo, o conflito relacionado à próstata diz respeito à própria masculinidade, sentimento de desprezo, como homem, como marido ou como provedor da família.

Câncer envolvendo os ductos prostáticos: derivado do ectoderma — córtex cerebral. Ocorre na segunda fase de cura do conflito (PCL). O conflito aqui diz respeito à marcação de território, pode ocorrer, por exemplo, quando seu espaço é invadido por um rival sexual ou quando convive com uma mulher dominadora. Um exemplo clássico é quando o homem se aposentou, volta ao convívio diário em tempo integral com a esposa e agora não se sente confortável, sente que não há espaço para ele, a casa é da mulher somente. Outra situação é quando sua ex-mulher não o deixa ver os filhos.

CÂNCER DO INTESTINO GROSSO (CÓLON)

Derivado do endoderma — tronco cerebral. O conflito aqui é "com bocado indigesto", esse "bocado" pode ser um bem, uma casa, um objeto de valor, um carro, pode ocorrer uma situação considerada "indigesta", difícil, como o fracasso na compra do bem desejado ou uma promoção no trabalho que não foi conquistada apesar de ter sido prometida, uma perda financeira, sofrer uma difamação mal-intencionada. É sempre algo muito feio e muito desagradável. O conflito é considerado feio, como brigas feias por dinheiro ou por uma propriedade, divórcios feios, processos judiciais feios ou traições feias.

CÂNCER RETAL

Derivado do ectoderma: córtex cerebral (lobo temporal, parte do córtex pós-sensorial) — conflito de identidade feminina ou conflito de raiva territorial masculina. Incapacidade de estabelecer um lugar ou uma posição, fica sem identidade própria. Uma mudança indesejada — de casa, de trabalho, de escola — pode ativar o conflito. Sentir-se inseguro e não achar um lugar no casamento, no trabalho, na família ou na sociedade. Discriminação na própria crença ou na opção sexual. Pode ser afinal um conflito de indecisão, de não saber o que fazer.

Conflito de raiva territorial, que se relaciona com lugares que considera de seu domínio. Por exemplo: brigas por um terreno, por uma propriedade, incômodos com barulhos que invadem sua casa, seu território. Disputas no setor onde trabalha há anos, onde sente que é seu e alguém novo chega e quer tomar o seu lugar.

MELANOMA — CÂNCER DE PELE

O melanoma se forma nos melanócitos (células que produzem o pigmento da pele). Outro tipo é o carcinoma de células escamosas, que se forma na superfície da pele. O carcinoma neuroendócrino, que se forma nas células neuroendócrinas, tem a mesma causa.

Derivado do mesoderma antigo — cerebelo. Conflito de proteção, de separação e contato. Conflito de desvalorização estética (hipoderme). Conflito de integridade real ou figurativo contra a pele. Exemplo: ataque verbal, insulto à dignidade, sentir-se desfigurado ou sujo. Por outro lado, pode ser um ataque físico à pele, exposição solar, congelamento da pele. Conflito de separação, perda do contato corporal, perda de contato com a família, mãe, filhos, tios, primos e amigos há muito tempo. Existem vários tipos de câncer de pele. Os ressentimentos antigos, de longa duração, podem originar o melanoma, que atinge todas as camadas da pele, epiderme, hipoderme e derme.

CÂNCER DE LARINGE — CORDAS VOCAIS

Células malignas que se desenvolvem na laringe, em sua maior parte são carcinomas de células escamosas, são células planas que recobrem a laringe.

Derivado do mesoderma ou endoderma: existe ainda uma discussão sobre a embriogênese na diferenciação da laringe, traqueia, faringe e esôfago.

Os tumores de laringe surgem no conflito de pânico, medo, susto, em seu território e conflito de comunicação. É esse medo que nos deixa mudos. Igual quando sonhamos que queremos gritar e não podemos. "Qual é esse medo atroz que sequer podemos expressar?" É um conflito de longa duração.

CÂNCER DE PULMÃO

Existem dois tipos diferentes, em tecidos derivados do ectoderma ou do endoderma.

Derivado do ectoderma, córtex sensorial/lobo temporal: o conflito é de medo territorial masculino. Uma ameaça, medo no seu território, em casa, no trabalho, na escola. Um medo em relação à própria segurança ou à segurança da família. Devemos considerar também a tristeza, que é o sentimento ligado aos pulmões pela medicina chinesa. Obviamente o cigarro pode ser um fator desencadeante, porém o ato de fumar pode estar escondendo um sentimento de tristeza, de ansiedade, de medo etc.

Derivado do endoderma — tronco cerebral: ocorre nas células caliciformes do pulmão.

O conflito é o medo de sufocar, o pânico de não conseguir ar suficiente para respirar, como faltar ar num ataque de asma, num acidente, numa emergência médica.

CÂNCER DE TIREOIDE

Derivado do endoderma — tronco cerebral — glândula tireoide. O lado direito, "conflito de bocado", está relacionado a não ser rápido o suficiente para pegar um "bocado". Sente-se sobrecarregado pelos acontecimentos, por ser lento nas soluções. A pessoa tem um sentimento de incapacidade de ter um emprego, de ser promovida, de abrir seu próprio negócio, ou de comprar algo. São pessoas que agem com lentidão, sofrem por isso. Muitas vezes pensam e não falam, pensam e não agem, protelam.

O lado esquerdo, "por não ser rápido o suficiente para eliminar o bocado", não consegue se livrar de algo incômodo, um parceiro, um trabalho, um amigo inconveniente, falso, um sócio. Demora para se livrar da situação. Na tireoide, sempre há um conflito com o tempo, de urgência que não pode ser alcançada, sentimento de mãos atadas tanto no sentido de pegar como de se livrar.

CÂNCER PAPILAR DA TIREOIDE

Derivado do ectoderma córtex cerebral, ocorre nos ductos da tireoide.

Conflito de impotência nas mulheres, "não há nada que possa fazer sobre isso", "estou de mãos atadas", não estar no controle da situação; ou de medo frontal nos homens, seria o medo de uma situação perigosa, ou de que "algo perigoso está vindo na minha direção" ou pode vir de um medo frontal, diante de um acidente ou de um ataque de um animal ou pessoa. Medo provocado por notícias chocantes, por diagnósticos ruins quando noticiados.

CÂNCER DE ESTÔMAGO

Há duas origens celulares:

Derivado do endoderma — tronco cerebral: ocorre envolvendo a curvatura maior do estômago. Conflito de "bocado indigesto", ser incapaz de digerir uma situação, não sou capaz de engolir alguma circunstância, "não tenho estômago para isso". Exemplo: a minha parte de uma herança que não consigo obter; uma pensão que não consigo receber ou o medo arcaico de passar fome, de morrer de inanição. É um conflito de longa duração, que consideramos importante.

Derivado do ectoderma — córtex cerebral: ocorre na curvatura menor do estômago.

Existe aqui uma raiva, uma contrariedade no lugar de seu domínio, como no lar, no trabalho, na escola, existe uma disputa territorial. Conflito de identidade, não achar seu lugar após uma mudança, não encontrar seu lugar num relacionamento, na família, no trabalho ou na sociedade. É também um conflito de decisão de não saber o que escolher, até uma orientação sexual a ser escolhida.

CÂNCER DE ESÔFAGO

Há duas origens celulares: endoderma e ectoderma.

Derivado do endoderma — tronco cerebral: envolve o terço inferior do esôfago, o conflito é de "não poder engolir um bocado", não pode obter um emprego, uma desculpa de alguém, uma promessa que não foi cumprida, projetos, planos ou algo pessoal que não pode ser alcançado. Muitas vezes, a pessoa não consegue "engolir" um relacionamento, uma pessoa específica, uma separação conjugal ou de amizade. Pode também estar relacionado a dietas bem restritivas, em que não se pode comer quase nada do que deseja.

Derivado do ectoderma — córtex cerebral: envolvem os dois terços superiores do esôfago. O conflito é "não querer engolir um bocado", é um conflito de separação dolorosa, alguma situação que se recusa a aceitar (acusações, insultos, censuras) difíceis de engolir. Também podem ser medicamentos ou alimentos indesejados, que não quer ingerir.

CÂNCER DE FÍGADO

Pode ter duas origens de tecidos derivados: endoderma ou ectoderma.

Derivado do endoderma — tronco cerebral: envolve o parênquima hepático.

Conflito de "fome". Pode ser por falta de comida, por dieta rígida, por bolsa de colostomia, por diarreia crônica. Perda de apetite, vômito excessivo ou perda de peso não intencional podem gerar um conflito. Situações de ameaça de passar fome, por perda de pensão, por perda de emprego, não ter suporte financeiro para comprar alimentos para si ou para a família pela qual sente-se responsável.

Um único nódulo no fígado pode ser um conflito provocado por uma pessoa; dois nódulos, pode ser conflito provocado por duas pessoas, porém, se forem vários nódulos, o conflito foi gerado pela própria pessoa.

Derivado do ectoderma — córtex cerebral: envolve os ductos hepáticos.

O conflito gerado nos ductos biliares tem a ver com raiva territorial no masculino ou conflito de identidade no feminino. Raiva por brigas, disputas territoriais de casa, no trabalho. Brigas por um terreno, propriedade.

O conflito de identidade se dá por incapacidade de estabelecer uma posição ou lugar. Mudanças indesejadas de casa ou de trabalho, não conseguir o seu lugar num relacionamento, na sociedade, é, até certo ponto, um conflito de decisão. Conflito de orientação sexual.

O fígado também tem a função de limpar e filtrar. Se alguém sente que está intoxicado — por medicação que deve tomar, por quimioterapia etc.— pode também aumentar a massa do fígado, inclusive originar metástases.

CÂNCER DE PÂNCREAS

Segundo o Instituto Nacional do Câncer (Inca, 2022), cerca de 95% dos tumores de pâncreas são adenocarcinomas (parte exócrina do pâncreas) e os 5% restantes são tumores neuroendócrinos pancreáticos, como o insulinoma, que tem diagnóstico diferente e melhor prognóstico.

Derivado do endoderma — tronco cerebral: originado no parênquima pancreático, pode invadir as vias biliares e provocar icterícia.

Conflito com familiares por problemas de herança, "sente que foi apunhalado por alguém da família", brigas por repartição de bens, pensões. Existem conflitos programados, que se iniciaram no passado, por exemplo, quando tinha 9 anos e foi abandonado no orfanato, agora sente o mesmo abandono, quando é rejeitado por familiares, devido a brigas por herança. Se nos tumores de cólon o indivíduo "sente-se uma porcaria", no de pâncreas, multiplica-se por cem esse sentimento. Quando consegue perdoar e sanar essa dor emocional, pode curar-se.

Derivado do ectoderma — córtex cerebral: originado nos ductos pancreáticos, conflito de raiva territorial masculina e de identidade feminina. No conflito territorial masculino, o homem briga por seu território, disputa sua casa, seu trabalho, briga por sua propriedade ou terreno. O conflito de identidade feminino refere-se à incapacidade de estabelecer uma posição ou lugar, é forçada a mudar de trabalho ou de casa. Insegura em encontrar seu lugar no relacionamento, na família, no trabalho ou na sociedade em geral. Não sabe o que escolher, indecisão.

CÂNCER DE VESÍCULA BILIAR (DUCTOS INTRA E EXTRA-HEPÁTICOS)

O câncer se forma no tecido biliar, na camada interna da vesícula.

Derivado do endoderma — tronco cerebral: conflito de raiva, muita raiva, ira ou injustiça dentro do seu território, seja em casa ou no trabalho. Não consegue se comunicar, não pode fazer nada porque vai contra as normas sociais. O superego bloqueia as reações, não pode ir contra pai, mãe ou autoridade. Interioriza a raiva.

CÂNCER RENAL

Pode ocorrer originário de dois tipos de tecido.

Derivado do endoderma — tronco cerebral: câncer envolvendo os túbulos coletores renais. Aparece o adenocarcinoma renal situado entre os túbulos e os cálices renais. Conflito de desvalorização, de abandono, conflito de medo existencial ou de refugiado.

O conflito de abandono ocorre quando o indivíduo se sente excluído, rejeitado. Pode surgir em crianças (tumor de Wilms, na pelve renal, em menores de 5 anos), que se sentem excluídas quando são colocadas em creches muito cedo, sentem falta dos pais ou quando um irmão nasceu e a criança se sentiu colocada de lado.

O conflito de medo existencial, medo da própria vida, sensação de que perdeu tudo, "o que estou fazendo aqui na Terra?", "para que sirvo?", "não tenho nada".

O conflito de refugiado, por exemplo; pessoas que são forçadas a deixar suas casas ou país, sentem-se desenraizadas, "jogadas no deserto", sem rumo.

Derivado do mesoderma novo — medula cerebral: envolvendo o parênquima renal. É um conflito envolvendo líquidos, ocorre em alagamentos, medo de afogamentos, casa inundada, cano de água rompido, problemas com esgoto. Podem também ser conflitos envolvendo líquidos, como abstinência de álcool, produtos de limpeza associados à alergia, produtos químicos em alimentos. Conflito gerado por fluidos corporais, como incontinência urinária, secreções vaginais, preocupações decorrentes de evitar perder líquidos.

CÂNCER DE BEXIGA

Acontece no tecido da bexiga. Em sua maior parte são carcinomas de células de transição, células que são do revestimento interno da bexiga. Também podemos encontrar carcinomas de células escamosas e adenocarcinomas. Acontecem em várias etapas, as células cancerosas podem ser derivadas do endoderma e do ectoderma. Podem originar pólipos na bexiga (adenocarcinomas). Na etapa seguinte, o tumor forma úlcera na mucosa interna, provocando espasmos e muita dor. Na etapa de resolução do conflito, o tumor é decomposto por bactérias, provocando cistites de repetição e pode recompor o epitélio; segundo a medicina germânica, seria a fase de cura do tumor.

Conflitos envolvidos na causa dos tumores vesicais são: conflito de território, não pode organizar-se em seu lugar, não pode eliminar o que é sujo em seu território, sua urina não serve mais para marcar o seu território. "Não tenho mais valor no meu território", "não tenho líquido suficiente para marcar meu território." Conflito feio e "sujo" como negócios sujos, trapaças, sexo sujo.

CÂNCER ADRENAL (SUPRARRENAIS)

Pode ter origem em dois tipos de tecidos:

Derivado do endoderma — tronco cerebral: envolve a medula adrenal, é um conflito intenso, insuportável, prolongado, é sentimento de "luta e fuga" constante. Sente-se perdido, o que faço aqui? Não consegue escapar.

Derivado do mesoderma novo — medula cerebral: envolve o córtex adrenal, conflito de ter escolhido caminho errado, direção errada, decisão errada, enfim, escolha errada e que levou a consequências difíceis.

CÂNCER DE OVÁRIO

O câncer se forma nos tecidos do ovário (carcinomas).

Derivado do mesoderma — cerebelo: dá origem aos órgãos genitais.

O conflito pode ter a ver com perda de alguém vital. Lembrando que os ovários são centros de criação, no sentido biológico tem a ver com criar, recriar, restabelecer uma perda, normalmente uma vida perdida, seja simbólica ou real. Pode ser perda de fortuna, de um bom amigo, um pet, uma empresa, uma pessoa muito querida.

Nos cistos de ovário ou tumores benignos, como teratomas de ovário, há conflito emocional, de perda, mas perdas menos importantes, com culpabilidade e com golpe baixo. Pode ocorrer em mulher que é desrespeitada, admoestada, degradada, conflito "feio" que afeta a zona genital, com conotações sexuais com um homem.

CÂNCER DE TESTÍCULO

Se forma no tecido de um ou dos dois testículos e na grande maioria começam nas células germinativas.

Derivado do mesoderma — cerebelo: há um sentido de cobrir a necessidade de gerar mais espermatozoides para poder criar uma vida que havia perdido. Na fase de reparação, aparece um teratoma que fortalece a masculinidade, faz o homem mais forte, segrega mais hormônios e atrai mais as "fêmeas".

O conflito principal é de perda na família, como a de um filho. Esse filho pode ser real ou simbólico, como um animal de estimação, uma empresa. Podem-se pesquisar perdas transgeracionais que nos ajudem a explicar por que dar tanta importância a essa perda.

CÂNCER DE ÚTERO

Podem ocorrer sarcomas, que se formam no tecido muscular do útero, ou os adenocarcinomas, originais dos tecidos que recobrem a parte interna do útero, frequentes na menopausa. Outros tumores também podem ocorrer, como sarcomas estromais e tumores müllerianos.

Endoderma – tronco cerebral: é um conflito de procriação, relacionado com o momento da fecundação ou da concepção ou: "não posso gerar um filho porque não tenho casa (útero) para abrigá-lo e/ou não tenho capacidade de cuidá-lo", ou o fato de não conseguir engravidar, ou de abortar com frequência de forma espontânea ou provocada. Pode ter havido a perda de um filho ou neto ou de um genitor. Recém-nascidos que morrem, bebês malformados, mães que morrem dando à luz, isso a amedronta.

Conflito sexual julgado como sujo; estupro, por exemplo.

CÂNCER DE COLO DE ÚTERO

Crescimento de células malignas no colo do útero.

Derivado do ectoderma — ínsula esquerda: pode advir do papilomavírus (HPV).

O conflito pode ser qualquer sofrimento relacionado à sexualidade. Isso inclui sexo doloroso, abuso sexual, traição, falta de atividade sexual, por separação inesperada ou morte prematura do parceiro.

Segundo o Dr. Hamer, é "um conflito sexual de frustração associado a um conflito de desamparo territorial", isto é, de perda territorial, como perda de negócio, de carro, de valores importantes, uma transferência súbita, demissão, aposentadoria. Uma discussão que leva à perda de um relacionamento com um ente querido, marido, filho, irmãos, amigos importantes.

CÂNCER DE BOCA

Crescimento maligno de células na cavidade bucal, o mais comum é o carcinoma de células escamosas.

Derivado do endoderma — tronco cerebral: o sentido biológico geral é a necessidade de fabricar mais células para agarrar, reter, identificar melhor um "bocado". Pode ser um alimento real ou emocional, relacionado a não ser valorizado, não conseguir expressar o que sente. Não conseguir expressar a agressividade e não conseguir alimentar-se. O câncer de língua tem o mesmo sentido biológico no geral.

O conflito ligado à submucosa da boca é um conflito de bocado:

Se for do lado direito da boca, se relaciona a não ser capaz de "pegar o bocado" — pacientes e idosos que não podem comer, devido à dor ou qualquer outro motivo, como enjoos devido à quimioterapia. O "bocado" pode ser um negócio, um contrato, um emprego, uma promoção, uma herança. O conflito também pode ser não conseguir "pegar", "agarrar" uma pessoa ou um relacionamento que não se pode concretizar.

Se for do lado esquerdo da boca, se relaciona com "não ser capaz de eliminar o bocado", podem ser alimentos ou medicamentos que se deseja "cuspir". Pode ser uma pessoa, compromisso, promessa, de que deseja se livrar. Palavras que não podem ser ditas, como uma reclamação ou um pedido de desculpas. Sexo oral indesejado ou forçado por evocar o conflito.

Derivado do ectoderma — córtex cerebral: ligado à mucosa da boca.

Conflito aqui é não ser capaz de levar algo à boca ou, ao contrário, de livrar-se de algo que está na boca. Pode não ser capaz também de colocar algo desejável na boca, como bebida alcoólica ou fumo.

CÂNCER ÓSSEO

São diminuições das células ósseas, formando espaços nos ossos. Podem ser tumores benignos ou malignos que são denominados "câncer ósseo primário".

Derivado do mesoderma novo — medula cerebral. Produz-se descalcificação, osteoporose ou necrose. Na fase de regeneração, surge o osteossarcoma, dor quando atinge o periósteo, artrite e até gota.

Conflito de desvalorização em nível estrutural. Ruptura do próprio valor. Querer fazer algo que não consegue ou ser obrigado a fazer algo que não quer. Se for nos ossos das pernas, pode ser querer fugir de um local (trabalho, casa) ou de um relacionamento. Medo de não ser capaz de subir, de fazer algo, de não conseguir andar no sentido real ou figurado.

LINFOMA DE HODGKIN

Surge no sistema linfático, uma rede de pequenos vasos e gânglios linfáticos, que é parte do sistema circulatório e imunológico. Fazem parte do sistema linfático o timo, o baço e as amígdalas. Há a presença das células de Reed-Sternberg, que são muito grandes.

Derivado do mesoderma novo — medula cerebral: conflito de desvalorização profunda, é um problema específico e concreto. Vai depender da localização dos nódulos:

- no pescoço, é desvalorização intelectual;
- nas axilas, está relacionado à autodesvalorização devido a um relacionamento pessoal;
- na virilha, é o fato de ser incapaz de suportar uma situação ou um conflito na área sexual;
- se for nos joelhos, conflito de desempenho físico.

LINFOMA NÃO HODGKIN

Nasce nos linfonodos.

Derivado do ectoderma — córtex cerebral: conflito ligado aos ductos faríngeos, conflito de medo frontal masculino ou feminino de impotência. O conflito de medo frontal é um grande medo de entrar numa situação perigosa ou de perigo que está se movendo na sua direção. Pode ser um acidente, um ataque de um animal ou de uma pessoa. Uma notícia chocante. Um diagnóstico médico repentino.

Derivado do mesoderma novo - medula cerebral: conflito severo de autodesvalorização, pode ser generalizado ou localizado.

LEUCEMIA

Derivada do mesoderma novo.

Conhecida como câncer no sangue, se caracteriza por uma proliferação maligna dos leucócitos (glóbulos brancos), eritrócitos (glóbulos vermelhos) ou seus precursores mieloides na medula óssea. Os glóbulos brancos são os principais defensores do nosso corpo e estão no sangue. Se não amadurecem, se tornam disfuncionais, é o que acontece na leucemia.

Está relacionada a um conflito de desvalorização profunda de si mesmo, "não tenho o direito de me defender por conta própria", desvaloriza-se por não poder retribuir os níveis de exigência dos pais, da linhagem de sangue, e por isso não conseguir ser amado. Sente-se só dentro da família, não é capaz de se sentir protegido. Ausência do pai.

Quando os glóbulos vermelhos são afetados: problemas com seu clã, sua filiação. Não ter podido viver com o clã ou com alguém pertencente a ele.

Quando as plaquetas são afetadas: problemas de laços, de posição na família, integração ou desintegração da família.

Quando os linfócitos B são afetados: surgem em situações de ataque e defesa.

Quando os linfócitos T são afetados: guardam memórias de longo prazo, captam e transmitem informações.

MIELOMA MÚLTIPLO

Tipo de tumor (crescimento celular) composto por plasmócitos (células sanguíneas da medula óssea).

Derivado do mesoderma novo — medula cerebral: sentido biológico do mieloma é aumentar drasticamente as defesas do corpo, para afrontar grandes êxitos considerados impossíveis. "Fazer valer", "ser o mais forte".

Conflito de grande desvalorização dentro do clã: "Sou deixado completamente de lado". Conflito de separação forçada em relação direta ou indireta com o clã: "Meu clã me obriga a ficar separado".[17]

Importante olharmos para dentro, a cura vem de dentro para fora; faça o possível para desenvolver autoconhecimento, autoestima, autoperdão, afinal não somos perfeitos e muitas vezes fazemos o nosso melhor em cada momento. Cobranças externas sempre virão, mas como elas impactam o nosso emocional, é o que faz a diferença entre adoecer ou não.

O autoperdão é um processo profundo de cura emocional e autocompaixão. Não é esquecer ou justificar um erro, mas reconhecer, aceitar e libertar-se da culpa para seguir em frente com mais leveza.

Enfrente o que aconteceu com honestidade, sem se esconder atrás da culpa ou negação. Evite julgar seus sentimentos. Às vezes, um pedido de desculpas ou um gesto concreto pode aliviar a sua dor, mas o perdão não depende da resposta do outro, depende de você.

Pergunte-se: o que fiz ou deixei de fazer que está me causando esse problema? É sobre você, não sobre o outro. Você é um ser em processo e não um rótulo fixo. Troque o diálogo duro por um mais compassivo. Em vez de "eu sou um desastre", diga "estou aprendendo e posso fazer diferente". O câncer não é uma condenação, é um caminho de desenvolvimento em direção à plenitude, à paz.

Pratique o desapego do passado, o erro aconteceu. O aprendizado é o que importa agora. Visualize-se soltando esse peso, como se fosse uma pedra ou um fardo das costas.

Meditações guiadas, afirmações positivas ou oração podem ajudar. Repita esta frase, pode ser útil: "Eu me perdoo e me dou permissão para seguir em frente."

CONSELHOS EMOCIONAIS

"Aprender é mudar posturas."

Platão

Dizer NÃO

"Não permita que o comportamento dos outros tire a sua paz."

Dalai lama

Seja AUTÊNTICO

"Pouco importa o julgamento dos outros. Os seres são tão contraditórios que é impossível atender às suas demandas, satisfazê-los. Tenha em mente simplesmente ser autêntico e verdadeiro."

Dalai Lama

Tenho conversado muito com cada paciente, escuto com amor todas as queixas emocionais, vejo o sofrimento humano de perto e com compaixão e sempre peço para terem tranquilidade, fazerem BOAS ESCOLHAS. Falo: "se você encontrar a paz, cuide e conserve-a. Isso só depende de você".

Minha mãe sempre dizia: "Minha filha, você tem o direito de falar tudo o que pensa, mas olha o jeito da boca na hora de falar". Que sabedoria da Dona Nema! Então, fale, não deixe de dizer o que pensa desta vida, você precisa desabafar. Fale, ponha para fora, chame sua rede de apoio ou faça psicoterapia, caminhe no seu autoconhecimento. Vamos, coragem!

Liberte-se de tudo que te prenda ao passado. Tudo e todos que fizeram parte da sua vida foram necessários para que recebesse os aprendizados e lapidações para se tornar quem você é hoje. Honre quem passou e agradeça quem está entrando na sua vida. Toda conexão é um presente!

Os dias difíceis trazem grandes lições, e está tudo bem. A finalização de algumas etapas foi concluída, o que está por vir é bem maior do que você possa imaginar, você cresceu e floresceu durante o período mais difícil da sua vida. A jornada está sendo cumprida com sucesso, o fruto do seu esforço muito em breve vai se manifestar. Creia em algo maior que rege sua vida. Cure-se de dentro para fora.

Tente pelo menos uma vez ao dia relaxar, respirar, silenciar.

Mas como silenciar o INTERIOR? Respirando corretamente, profundamente, só assim o corpo volta a ter a FLEXIBILIDADE de aceitar a respiração. Relaxe! Uma caixa torácica rígida como uma gaiola de ferro, uma coluna vertebral dura, um diafragma inativo, uma musculatura retraída, contraída, tranca o ser humano em uma armadura onde "respirar simplesmente" se tornou impossível.

Experimente praticar exercícios Yin, como ioga, Tai chin chuan, danças circulares, respiração consciente, eles aumentam a flexibilidade e aprofundam a respiração.

CAPÍTULO 12

TRATAMENTO DE CÂNCER NA MEDICINA CHINESA

Na medicina tradicional chinesa (MTC), a saúde é o resultado do perfeito equilíbrio do Yin/Yang e dos cinco elementos, também chamados cinco movimentos (Fogo, Terra, Metal, Água e Madeira), representados pelos cinco grandes órgãos, respectivamente: Coração, Baço/Pâncreas, Pulmão, Rim e Fígado.[27]

YIN/YANG NA MEDICINA CHINESA

São os dois princípios fundamentais da medicina chinesa, forças opostas e complementares que existem em tudo no universo. Exemplo: dia e noite; homem e mulher; quente e frio; alto e baixo etc. O equilíbrio entre Yin e Yang é essencial para a saúde e a harmonia do corpo.

No corpo, o Yin representa a estrutura, a matéria e os fluidos corporais, e o Yang representa a energia vital, o calor e a função fisiológica dos órgãos e vísceras. Quando há excesso ou deficiência de um deles, surgem os desequilíbrios e as doenças.

OS CINCO MOVIMENTOS NA MEDICINA CHINESA

Os cinco movimentos são uma forma de entender os ritmos da natureza e como eles se manifestam no corpo humano. Eles são: Madeira (Fígado), Fogo (Coração), Terra (Baço/Pâncreas), Metal (Pulmão) e Água (Rim).[27]

Os cinco movimentos nos ajudam a entender nosso corpo, nossas emoções e até as fases da vida, como um grande ciclo da natureza que também vive dentro de nós.

Começamos pelo elemento Madeira: a Madeira é como a primavera, representa o começo, o crescimento, o recomeço. Está ligada ao fígado e à vesícula biliar, e à emoção da raiva. Quando a madeira está em equilíbrio, temos energia para começar novos projetos e nos sentimos com coragem. Mas se há desequilíbrio, ficamos irritados, com tensão muscular e dores de cabeça. Para cuidar da madeira, movimente-se, caminhe, respire profundamente e libere as emoções. Não se esqueça da alimentação saudável. A dieta do Fígado já foi comentada anteriormente.

Depois vem o Fogo: o Fogo é o verão, representa o calor, a alegria, a comunicação. Está ligado ao nosso coração e ao intestino delgado. A emoção que rege o Fogo é a alegria, mas, em excesso, vira euforia, ansiedade, insônia. O Coração é o nosso "imperador", dizem os antigos. Então cultive a alegria com suavidade: sorria com o Coração, mas também saiba descansar.

A Terra vem em seguida: é o centro, o acolhimento, representa o fim do verão e a nutrição. Está ligada ao Baço, ao Estômago e à emoção da preocupação/ansiedade. Quando a Terra está em equilíbrio, sentimos segurança, estabilidade e digerimos bem, tanto os alimentos quanto as emoções. Mas se a mente fica ruminando demais, o corpo sente: inchaço, cansaço, digestão lenta. O segredo é ter simplicidade e presença, calma e viver com leveza.

Chegamos ao Metal: é o outono, é o tempo de recolher, de soltar, está ligado ao Pulmão e ao Intestino grosso e à emoção da tristeza. O Metal nos ensina o valor das coisas, da respiração e da troca. Quando estamos em paz com as perdas, respiramos melhor, eliminamos o que não serve. Mas, quando seguramos demais, ficamos com mágoas, alergias e gripes frequentes. Respire, solte, deixe ir.

Por fim, temos a Água: é o inverno, tempo de recolhimento, de guardar energia. A Água representa os Rins e a Bexiga e a emoção do medo. Ela guarda a nossa essência, nossa força vital. Quando em equilíbrio, sentimos confiança, sabedoria e serenidade. Mas o medo em excesso pode nos paralisar. Para cuidar da água, respeite seus ritmos, durma bem, escute seu silêncio interior.[27]

Os desequilíbrios energéticos que causam o câncer são resultantes de diversas causas, que podem ser potencializadas tanto por excessos quanto por deficiências energéticas dos cinco órgãos. Fortes desequilíbrios emocionais podem originar muitas perdas energéticas, deficiências profundas da energia Yin, que prejudicam o livre fluxo do Qi (energia), alteram mais de um órgão ou funções e, a médio e longo prazos, podem desencadear doenças crônicas e até câncer.

O câncer é um processo inflamatório intenso, crônico e que leva a lesões teciduais. Existem alterações complexas no sistema energético do corpo.

A inflamação está presente nas diferentes etapas da formação do câncer e de sua progressão na maioria das neoplasias malignas. A inflamação associada ao câncer assume mecanismos diversos dependendo do tipo e frequência de estímulos recebidos, assim como características genéticas de cada paciente.

Nas etapas iniciais do desenvolvimento tumoral, a inflamação pode combater e até eliminar células transformadas. Entretanto, a inflamação crônica, muitas vezes citotóxica, é um dos fatores de progressão importantes na história natural de uma série de tumores. Por outro lado, principalmente após formada uma massa tumoral com células que escaparam dos mecanismos de imunovigilância, observa-se que o microambiente tumoral promove respostas inflamatórias, colaborando para a progressão tumoral. Nessa fase, pode-se observar um misto de respostas citotóxicas e supressoras no mesmo tumor. A melhor compreensão dos mecanismos carcinogênicos da inflamação e, ainda, da relação existente entre o tumor e os fatores inflamatórios componentes do microambiente tumoral, são de fundamental importância na compreensão e desenvolvimento das bases do tratamento na medicina chinesa.

O tratamento oncológico, na medicina chinesa, envolve acupuntura, fitoterápicos chineses, exercícios como Tai chi chuan, Lian Kun; massagens como Do In, Tui Na, dietoterapia chinesa.

Os pacientes tratados com medicina chinesa durante o tratamento oncológico têm melhor expectativa e qualidade de vida, sofrem menos durante o longo período de distúrbios orgânicos gerados por inúmeras sessões de quimioterapia, radioterapia e imunoterapia.

A medicina tradicional chinesa observa os fatores ambientais (que vêm de fora do organismo), e os fatores internos relacionados às emoções, como raiva, culpa, medo, preocupação, tristeza, ansiedade, angústia, depressão. Esses fatores podem desequilibrar o Qi (energia), levando a modificações na circulação, distribuição do Qi e do sangue por todos os órgãos e tecidos do corpo. O livre fluxo do Qi pode evitar excesso de calor acumulado em algum órgão, eliminar as toxinas, eliminar estase de sangue (sangue parado), acúmulo de mucosidade, responsável pela formação da massa tumoral.

A fitoterapia chinesa e a acupuntura atuam eliminando as condições de desequilíbrio energético, que propiciam um terreno favorável à formação e aumento dos tumores.

Citarei alguns sinais e sintomas que podem indicar um processo cancerígeno na visão da medicina chinesa:

1. Estagnação do Qi (energia) e do Xue (sangue)
Dor localizada e persistente, fixa e em pontada.
Nódulos ou massas palpáveis (sem mobilidade, endurecidos).
Pele ou região escurecida sobre a massa.
Varizes ou veias visíveis na área.
Irritabilidade, sensação de opressão torácica.

2. Calor tóxico
Inflamações crônicas.
Febres persistentes ou de origem inexplicável.
Sede constante, boca seca.
Ulcerações que não cicatrizam.
Suores noturnos.
Pulso rápido e fino ao toque.

3. Acúmulo de mucosidade e fleuma
Massas moles, que crescem lentamente.
Secreções abundantes e espessas.
Sensação de peso no corpo.
Língua com saburra espessa e pegajosa.
Pulso escorregadio ao toque.

4. Deficiência do Qi (energia) e do Xue (sangue)
Cansaço extremo e persistente.
Palidez, tontura, unhas quebradiças.
Falta de apetite, perda de peso.
Língua pálida com pouca saburra.
Pulso fraco ao toque.

5. Deficiência do Yin com Fogo deficiente

Emagrecimento rápido.
Suores noturnos.
Boca e garganta secas, especialmente à noite.
Insônia, agitação mental.
Rubor malar (vermelhidão nas bochechas).
Língua vermelha sem saburra.
Pulso fino e rápido ao toque.

Os principais efeitos da fitoterapia chinesa, da acupuntura e da dietoterapia chinesa no tratamento do câncer são:

1. Tonificar e harmonizar o Qi, o Yin e o Yang em cada um dos cinco órgãos principais.
2. Purificar calor interior e eliminar toxinas.
3. Tonificar e circular o sangue, eliminar estase do sangue.
4. Eliminar mucosidade e umidade na circulação, também chamada de fleuma.
5. Diminuir massa tumoral.
6. Acalmar o shen (alma).

O tratamento com a medicina chinesa baseia-se na análise detalhada do pulso e da língua dos pacientes, dando diagnóstico preciso da energia pessoal em cada fase do tratamento oncológico. São inúmeros os medicamentos fitoterápicos chineses a serem disponibilizados individualmente em cada momento do tratamento.

A associação do tratamento homeopático (imunomoduladores, medicamentos de fundo, organoterápicos) com a fitoterapia chinesa, acupuntura, massagem e dieta são importantes auxiliares no tratamento do câncer, concomitantemente com medicamentos e procedimentos alopáticos. São pacientes que têm melhor chance de cura, pois são drenadas as toxinas, reequilibrando o sistema imunológico, propiciando uma restauração química e energética do corpo com mais rapidez e de forma definitiva.

CAPÍTULO 13

HOMEOPATIA E ESPIRITUALIDADE NO CÂNCER

"Toda doença é uma mensagem direta dirigida a você, dizendo-lhe que não tem amado quem você é nem se tratado com carinho, a fim de ser quem você é."

BARBARA ANN BRENNAN

"Os pensamentos que temos e as palavras que dizemos criam nossas experiências."

LOUISE HAY

"A ciência infatigável procura, agora, a matéria padrão, a força-origem simplificada, da qual crê emanarem todos os compostos, é nesse estudo proveitoso que ela própria, afirmando-se ateia, descrente, caminha para o conhecimento de Deus."

ALBERT EINSTEIN

Espiritualidade pode ser entendida como o conjunto de crenças que traz vitalidade e significado aos eventos da vida. É um componente de todo ser humano, é a busca pessoal que o ser humano faz pelo seu sentido e propósito de vida, ou seja, é a maneira como ele se conecta com um valor ou com uma entidade transcendente a ele mesmo e que traz para sua realidade um significado, uma busca pelo sagrado e da essência de existir. Ela atende à necessidade de encontrar razão e preenchimento na vida, assim como a necessidade de esperança e vontade para viver. A espiritualidade nos ajuda na identificação dos nossos valores e na apreciação dos valores dos outros.

Estudo da neurociência da religião, feito da compilação de vários artigos,[27] tem apontado que a espiritualidade traz benefícios para a saúde física e mental. Trata-se de um conjunto de valores morais, mentais e emocionais que norteiam pensamentos, comportamentos e atitudes, e que podem ter conexão com algo transcendente ou mesmo a fé. Pacientes em meditação ou em oração, quando colocados em aparelhos de ressonância magnética, tiveram partes do cérebro ativadas durante a oração e liberaram substâncias (neurotransmissores) que diminuem a ansiedade, a depressão e a compulsão.[28]

Sem dúvida, a ciência e a espiritualidade estão começando a caminhar juntas e isso é de fundamental importância.

A espiritualidade é pautada pela tríade corpo, mente e espírito. É a conexão com o sagrado ou divino. São os sentimentos de paz, amor, fé, perdão, afeto, compaixão.

Somos espíritos em jornada evolutiva aqui encarnados. A tríade se manifesta de forma diferente em cada um de nós. De acordo com cada religião individualmente. A religião é um conjunto de crenças, de fé, de preceitos, de rituais, compartilhados por uma comunidade humana, que decidem em comum acordo acreditar em algum tipo de Deus, que se manifesta de uma determinada forma, que ama e ajuda de uma determinada maneira. A espiritualidade e a religiosidade podem aparecer juntas na vasta maioria das pessoas, porém, há pessoas com a espiritualidade muito desenvolvida, sem uma religião definida ou, ao contrário, pessoas com uma religiosidade definida, praticantes e sem espiritualidade. Não necessariamente espiritualidade e religiosidade ocorrem juntas. Por exemplo, uma pessoa que pratique meditação ou contato com uma força superior e que, a partir daí, desenvolva sentimentos de caridade, amorosidade, confiança, esperança, paz interior, tem espiritualidade e não tem religião definida.

Baseado nessas ideias, quando um paciente oncológico chega ao consultório, frequentemente pergunta ao médico: "Doutor, por que isso aconteceu comigo?". Seria fácil e até comum o médico responder: "É genético, é porque você fumou, ou porque errou na alimentação etc.", porém não é essa a resposta que ele espera e sim um outro questionamento, como: "Dentro da minha história, dos meus planos de vida, dos meus projetos, o que deu errado?". "Por que estou doente, por que isso aconteceu comigo?" Essa resposta é, na verdade, uma busca interior, uma busca da espiritualidade, está nas profundezas do nosso ser "holístico". Quando adoecemos gravemente, adoecem junto o corpo biológico, o psicológico, o social e pode adoecer também o espiritual. Pode haver uma revolta contra Deus: "Um castigo de Deus, que eu não mereço, fiz tudo certo e deu nisso?".

Estamos aqui para cumprimento de alguma missão, simples ou complexa, cuidemos de nossas escolhas, atos e palavras. Sob esse ponto de vista,

> Tudo o que acontece de tragédias, individuais, familiares ou coletivas na humanidade é fruto da ignorância e dos excessos que desviam a alma humana, obrigando a Providência divina a nos redirecionar ao caminho correto por meio da doença, que restabelece o equilíbrio do ser humano.[8]

As alterações energéticas que ocorrem no perispírito, que seria o nosso corpo sutil ou também chamado de envoltório semimaterial da alma, podem se manifestar nas células orgânicas em forma de tumores. Portanto, sendo o perispírito extremamente sensível ao nosso comando mental, podemos materializar durante nossa existência carnal, de acordo com nosso sofrimento atual ou de vidas passadas, erros cometidos, remorsos, clones de células tumorais que representam um dos principais mecanismos de reajustes e depuração utilizados pela justiça divina. Porém, algumas vezes, a carga depositada no corpo é tão pesada, que uma única encarnação talvez não seja suficiente para remoção completa das energias nocivas profundamente encistadas na alma, o que as torna transferíveis de uma existência para outra.[4]

Resíduos mentais de culpa, egoísmo, maledicência, inveja, ódio, corrupção, ressentimento tornam o perispírito impregnado de fluidos densos e nocivos. Quando existe acúmulo de impurezas psíquicas, desencadeia-se um mecanismo natural de atração magnética em alguma região do corpo físico, que funciona qual esponja absorvente, afetando a captação do tônus vital e do oxigênio de uma célula ou de um conjunto delas. Movidas por um instinto natural de conservação, as unidades deficitárias se multiplicam em desarmonia na ânsia de reter o oxigênio escasso", isso desencadeia o tumor.[28]

Todos nós estamos sujeitos a passar por corretivos de doenças humanas, para repararmos nossos erros e talvez necessitemos de outros corpos em vidas futuras para o resgate completo de nossas dívidas. Portanto, vamos nos aperfeiçoar agora, fazer uma reforma íntima, sincera e profunda com purificação e perdão de nossas atitudes anteriores. Vamos adquirir conhecimento espiritual, desenvolver pesquisa profunda na espiritualidade, aplicar o amor, a compaixão e a ajuda ao próximo. O caminho é o ensinamento do nosso divino mestre Jesus, ali está o "caminho, a verdade e a vida".

Sempre argumento com pacientes, dizendo: "a doença significa que Deus te tirou da estrada, te pegou pelo colarinho, está te sacudindo, te despertando e vai te colocar de volta na sua linha do tempo, de forma nova e modificada; em outras palavras, a 'doença é um caminho espiritual', de despertar para os reais valores da vida, a grande oportunidade da busca pela transcendência do espírito, na busca da fonte original de energia, que chamo de Deus".

Ainda oriento: "Reze, tenha seu momento de oração e de encontro com o divino, compartilhe suas dificuldades com a família, com amigos íntimos ou com psicólogos, com sua rede de apoio, nutra sentimentos de confiança e esperança, porque, por mais que a situação pareça difícil, ela será superada".

Enfim, nós não sabemos nada, temos uma visão muito simplista da vida em todos os seus planos. Sabemos que matéria e energia se intercambiam, e que a doença não começa no corpo físico, mas nos corpos mais sutis, como corpo mental, emocional e espiritual. Karmas são cumpridos diariamente, a lei da ação e reação se faz presente no nosso dia a dia e no nosso livre-arbítrio. Fiquemos atentos aos nossos pensamentos, sentimentos e ações, esses são fatores determinantes para que no futuro próximo, ou em outra vida, possamos somatizar em forma de doenças graves, sofrimentos intensos como forma de expurgo dos nossos erros. Oro diariamente há anos, sempre pedindo LUZ à minha razão, para que não erre sem perceber, ou erre querendo ajudar. Invista no seu espiritual, no transcendente, na vibração positiva, no amor ao próximo, na bondade e na ternura nos seus relacionamentos. Essa é a receita do Cristo, o exemplo perfeito, nosso espelho luminoso.

Diga SIM tão frequentemente quanto possível ao amor, à alegria, à verdade, à diversão e, sobretudo, à vida! Nosso tempo no plano terreno é muito curto para permitir que um não, um pensamento ou ação negativa nos influencie a ponto de nos provocar uma doença.

Concluo este livro convidando você, leitor amigo, a investir na coisa mais preciosa deste mundo: a sua vida. Não desista, sofra, lute, caia, levante, mas sorria, você está tendo a grande oportunidade, a graça divina de estar aqui no mundo 3D, uma oportunidade única e valiosa. Reflita, peça perdão a si e ao outro, doe o seu perdão, afinal somos todos iguais, em caminhos pessoais, mas todos na mesma estrada.

Desde o momento em que nascemos até a nossa morte estamos inconscientes, "na noite escura da alma", e perguntamos: de onde viemos, por que viemos, qual é a minha missão de vida, no que tenho que evoluir, aprender, transformar? Vamos em frente, juntos, amando a si e ao próximo como a nós mesmos, assim dizia nosso mestre Jesus. Gratidão pela oportunidade de terem chegado até aqui comigo.

Gratidão infinita a Deus, pela oportunidade de ter encontrado a minha missão de vida, que é o tratamento do câncer através da energia transformadora da Homeopatia, da Medicina Chinesa e da Medicina Germânica.

Ana Clélia Mattos

"Existe um só Deus Pai, perpétuo, onipresente, onisciente, criador do céu e da terra, e um só mediador entre Deus e o homem: o homem Cristo Jesus."

Isaac Newton (1642 – 1727),
artigo de fé 1: sobre Deus e Jesus Cristo.

REFERÊNCIAS

1 Piemonte, MR; Buchi, DF. Analysis of IL-2, IFN-gamma and TNF-alpha production, alpha5-beta1 integrins and actin filaments distribution in peritoneal mouse macrophages treated with homeopathic medicament. *J Submicrosc Cytol Pathol.* v.34, 2002, pp.255-63.

2 Mukherjee, Siddhartha. *O imperador de todos os males*: uma biografia do câncer. São Paulo: Companhia das Letras, 2014.

3 Reis, Bruna. Câncer, a trajetória da doença. São Paulo: Abril, 2020. Disponível em: https://super.abril.com.br/especiais/cancer-a-trajetoria-da-doenca. Acesso em: 16 jun. 2025.

4 ONU – Organização das Nações Unidas. Câncer mata 88 milhões de pessoas anualmente no mundo. Disponível em: https://brasil.un.org/pt-br/75657-oms-cancer-mata-88-milhoes-de-pessoas-anualmente-no-mundo. Acesso em: 16 jun. 2025.

5 Inca – Instituto Nacional do Câncer. Estatísticas de câncer. 2022. Disponível em: https://www.gov.br/inca/pt-br/assuntos/cancer/numeros. Acesso em: 16 jun. 2025.

6 P53. In: Wikipédia. Disponível em: https://pt.wikipedia.org/wiki/P53. Acesso em: 16 jun. 2025.

7 Oncoguia. Alterações nos genes. 2015. Disponível em: www.oncoguia.org.br. Acesso em: 16 jun. 2025.

8 Fructuoso, Paulo César. *Câncer*: aspectos históricos, científicos e espiritualistas. Rio de Janeiro: Ed. Frei Luiz, 2020.

9 Revista Ciência Hoje. Epigenética: herança além dos genes. 2018. Disponível em: https://cienciahoje.org.br. Acesso em: 16 jun. 2025.

10 Almeida, Luciene. Epigenética: relação entre estilo de vida, meio ambiente e desenvolvimento. Newslab, 2020. Disponível em: https://newslab.com.br. Acesso em: 16 jun. 2025.

11 Garcia, Antonio. *Hipócrates e a medicina hipocrática*. São Paulo: Unesp, 2003.

12 Hahnemann, Samuel. *Organon da Arte de Curar*. Editora Robe, 1996.

13 Whorton, James C. Nature Cures: The History of Alternative Medicine in América, Oxford University Press, 2002. Disponível em: https://academic.oup.com/book/52583. Acesso em: 16 jun. 2025.

14 Hahnemann, Samuel. *Doenças crônicas, sua natureza peculiar e sua cura homeopática*. Sexta edição brasileira. Ed. Gehsp, 1984.

15 Abbas, Abul K. *Imunologia celular e molecular*. Ed. Elsevier (medicina), 2012.

16 Burnet, Frank M. *Immunological Surveillance*. Ed. Pergamon Press, 1970.

17 Guimarães, Fernando S. F. et al. In vitro and in vivo anticancer properties of a Calcarea carbonica derivative complex (M8) treatment in a murine melanoma model. *BMC Cancer* (online), v. 10, 2010, p. 113. Disponível em: https://bmccancer.biomedcentral.com/articles/10.1186/1471-2407-10-113. Acesso em: 16 jun. 2025.

18 Boudon-Millot, Veronique. *La Theriaque*: Histoire d'Un Remede Millenaire. Paris: Les Belles Lettres, 2020.

19 Mattos, Ana Clélia. Programa Homeopatia Corpo, Mente e Espírito. Rádio Mundial, 2017. Disponível em: https://www.youtube.com/watch?v=lHdbCnas0tI&t=1146s. Acesso em: 16 jun. 2025.

20 Vaiano, Bruno; Leonardi, Ana Carolina. Estudo revela a curiosa relação entre açúcar e câncer. *Revista Superinteressante*. Ed. Abril,

2017. Disponível em: https://super.abril.com.br/saude/estudo-revela-a-curiosa-relacao-entre-acucar-e-cancer. Acesso em: 16 jun. 2025

21 Dias, Valéria. Dieta que une açúcar e gordura causa mais dano ao organismo. *Jornal da USP*, 2017. Disponível em: https://jornal.usp.br/?p=128141/. Acesso em: 16 jun. 2025.

22 Agência Embrapa de informação Tecnológica. Disponível em: https://www.embrapa.br/agencia-de-informacao-tecnologica/inicial

23 Escola Brasileira de Medicina Chinesa. Disponível em: www.ebramec.edu.br; Biblioteca Virtual em Saúde. Disponível em: https:/bvsms.saude.gov.br

24 Bouron, Enrique. *Libro azul de la decodificación biológica*. Argentina: Editora Kier, 2018.

25 Pujó, Joan Marc Vilanova. *Diccionario Bioemocional*. Igualada (Barcelona): Independiente, 2016.

26 Mattos, Ana Clélia. *Guia prático de medicina Chinesa*: para conhecimento, saúde e bem-estar. São Paulo: Alfabeto, 2019.

27 Azevedo, Luiza Moura. *A neurociência da religião:* interface entre a fé humana e perspectivas neurológicas. Cognitionis Scientific Journal, 2024. Disponível em: https://doi.org/10.38087/2595.8801.452. Acesso em: 16 jun. 2025.

28 Pinheiro, Luiz Gonzaga. *O perispírito e suas modulações*. São Paulo: EME, 2017

BIBLIOGRAFIA

Andrade, Lucas Ferrari de et al. Inhalation therapy with M1 inhibits experimental melanoma development and metastases in mice. Pubmed, Homeopathy, v. 105, pp. 109-18, 2016. Disponível em: https://pubmed.ncbi.nlm.nih.gov/26828006. Acesso em: 16 jun. 2025.

Andrade, Lucas Ferrari de et al. *Pesquisa de terapias para o melanoma em modelos de metástases pulmonares em camundongos.* Curitiba, 2014. Doutorado em biologia celular e molecular, Universidade Federal do Paraná.

Blog Clínica Oncocenter. Consumo de alimentos ultraprocessados eleva o risco de desenvolver 25 tipos de câncer. Disponível em: https://oncocentermedicos.com.br/consumo-de-alimentos-ultraprocessados-eleva-o-risco-de-desenvolver-25-tipos-de-cancer. Acesso em: 16 jun. 2025.

Cesar, Beatriz et al. Activation of mononuclear bone marrow cells treated in vitro with a complex homeopathic medication. *Micron*, v. 39, 2008, pp. 461-470. Disponível em: https://doi.org/10.1016/j.micron.2007.02.005. Acesso em: 16 jun. 2025.

Cesar, Beatriz et al. Treatment with at Homeopathic Complex Medication Modulates Mononuclear Bone Marrow Cell Differentiation. Evidence-based Complementary and Alternative Medicine. *Wiley*, 2011, pp. 1-10. Disponível em: https://doi.org/10.1093/ecam/nep119. Acesso em: 16 jun. 2025.

Cesar, Beatriz. *Avaliação do medicamento homeopático imunomodulador em células de medula óssea de camundongos tratados in vitro e in vivo*. Curitiba, 2008, Doutorado em biologia celular e molecular, Universidade Federal do Paraná.

de Oliveira, Carolina C. et al. Gene expression profiling of macrophages following mice treatment with an immunomodulator medication. *Journal of cellular biochemistry*, v. 104, 2008, pp.1364-77.

de Oliveira, Carolina C. et al. Developments on drug discovery and on new therapeutics: highly diluted tinctures act as biological response modifiers. *BMC Complementary and Alternative Medicine*, v. 11, 2011, p. 101. Disponível em: https://bmccomplementmedtherapies.biomedcentral.com/articles/10.1186/1472-6882-11-101. Acesso em: 16 jun. 2025.

Guimarães, Fernando S. F.; Abud, Ana P. R.; Oliveira, Simone M. et al. Stimulation of lymphocyte anti-melanoma activity by co-cultured macrophages activated by complex homeopathic medication. *BMC Cancer* (Online), v. 9, 2009, p. 293. Disponível em: https://bmccancer.biomedcentral.com/articles/10.1186/1471-2407-9-293. Acesso em: 16 jun. 2025.

Hamer, Ryke Geerd. *Resumen de la Nueva Medicina*. Amici di Dirk, 2005.

Hipócrates. *Sobre a medicina antiga*. Edição bilíngue. Editora Unesp, 2024.

Kuczera, Diogo. *Avaliação da ação antitumoral do complexo natural altamente diluído M1 em células de melanoma humano,* 2013, Doutorado em Biologia Celular e Molecular, Universidade Federal do Paraná.

Münnich, David. *Das System der 5 Biologischen Naturgesetze*, 3 ed., 2012.

Nascimento, Katia Fialho et al. *Efeitos de produtos naturais altamente diluídos sobre leishmanias e sua interação com o hospedeiro*. Curitiba, 2016, Doutorado em biologia celular e molecular), Universidade Federal do Paraná.

Nascimento, Katia Fialho et al. M1 homeopathic complex trigger effective responses against leishmania (l) amazonensis in vivo and in vitro. *ScienceDirect Cytokine,* v. 99, 2017, pp. 80-90. Disponível em: https://doi.org/10.1016/j.cyto.2017.07.001. Acesso em: 16 jun. 2025.

Nogueira, Salvador. Entenda de uma vez: o que é epigenética? *Revista Superinteressante,* 2019. Disponível em: https://super.abril.com.br/ciencia/entenda-de-uma-vez-o-que-e epigenetica?utm_source=-google&utm_medium=cpc&utm_campaign=eda_super_audiencia_institucional&gad_source=1&gclid=CjwKCAiAzJOtBhALEiwAtwj8tq-SegOVXtRKsXT7OkxsPWIWmk6_Mx3McVUo4ioNeB-ZiLmlfYLjMxoC4IEQAvD_BwE. Acesso em: 16 jun. 2025.

Oliveira, Simone Martins de. *Medicamentos homeopáticos alteram liberação de espécies reativas por macrófagos peritoneais e marcadores de células de medula óssea.* Curitiba, 2010, Doutorado em biologia celular e molecular, Universidade Federal do Paraná.

Pfister, Marco; Cella, Simona. *A doença é outra coisa!* Introdução à compreensão das 5 leis biológicas descobertas pelo Dr. Ryke Geer Hamer. 1. ed. Campinas: Ed. Secondo Natura e 5LB Brasil, 2021.

Pfister, Marco. Manuale di applicazione delle Cinque Leggi Biologiche. Ed. Secondo Natura Editore, 2014.

Vijnovsky, Bernardo. *Tratado de Matéria Homeopática.* Três volumes, espanhol. Editora do autor, 1978.

DISSERTAÇÃO DE MESTRADO

Andrade, Lucas Ferrari de. *Atividade de medicamentos altamente diluídos no tratamento de melanoma utilizando modelos biológicos.* Curitiba, 2011, Mestrado em biologia celular e molecular, Universidade Federal do Paraná.

Guimarães, Fernando S. F. *Potencial antineoplásico de complexos imunomoduladores altamente diluídos.* Curitiba, 2009, Mestrado em biologia celular e molecular, Universidade Federal do Paraná.

Masi, Laureane Nunes et al. Combination of a high-fat diet with sweetened condensed milk exacerbates inflammation and insulin resistance induced by each separately in mice. Revista Scientific Reports, 2017. Disponível em: https://www.nature.com/articles/s41598-017-04308-1. Acesso em: 18 jun. 2025.

Junior, Divino Martins de Oliveira. *Avaliação in vitro de compostos naturais altamente diluídos utilizando modelo de pele equivalente.* Curitiba, 2013, Mestrado em Biologia celular e molecular, Universidade Federal do Paraná.

Oliveira, Simone Martins de. *Triagem de medicamentos homeopáticos que ativam os macrófagos.* Curitiba, 2005, Mestrado em biologia celular e molecular, Universidade Federal do Paraná.

INICIAÇÃO CIENTÍFICA

Andrade, Lucas Ferrari. *Monócitos/Macrófagos humanos tratados com complexos homeopáticos. Universidade Federal do Paraná*, 2009.

Coletto, Ediely L. O. *Estudo de células imunitárias de medula óssea murina após tratamento com imunomoduladores.* Universidade Federal do Paraná, 2010.

Gonçalves, Jenifer P. *Ação de complexos naturais altamente diluídos no processo de cicatrização de feridas na pele em camundongos.* Universidade Federal do Paraná, 2013.

FONTE Cooper Hewitt, Minion Pro e Gill Sans Nova
PAPEL Pólen Natural 80 g/m²
IMPRESSÃO Paym

FSC
www.fsc.org
MISTO
Papel produzido
a partir de
fontes responsáveis
FSC® C133282